医院临床医疗输送

服务管理规范

张 容 ◎ 主编

海峡出版发行集团 | 福建科学技术出版社
THE STRAITS PUBLISHING & DISTRIBUTING GROUP | FUJIAN SCIENCE & TECHNOLOGY PUBLISHING HOUSE

图书在版编目（CIP）数据

医院临床医疗输送服务管理规范 / 张容主编 . —福州：福建科学技术出版社，2019. 9
ISBN 978-7-5335-5962-5

Ⅰ . ①医… Ⅱ . ①张… Ⅲ . ①医院—医疗卫生服务—管理—规范—中国 Ⅳ . ① R197.32-65

中国版本图书馆 CIP 数据核字（2019）第 165610 号

书　　名　医院临床医疗输送服务管理规范
主　　编　张容
出版发行　福建科学技术出版社
社　　址　福州市东水路76号（邮编350001）
网　　址　www.fjstp.com
经　　销　福建新华发行（集团）有限责任公司
印　　刷　福州华彩印务有限公司
开　　本　700 毫米 ×1000 毫米　1/16
印　　张　7
字　　数　180 千字
版　　次　2019 年 9 月第 1 版
印　　次　2019 年 9 月第 1 次印刷
书　　号　ISBN 978-7-5335-5962-5
定　　价　35.00 元

编委会名单

主　编：张　容

副主编：陈梦云　肖冬梅　冯燕英

编　委：（以姓氏笔画为序）

马　明　叶盛灵　田柏松　冯惠强　冯燕英
危　娟　刘　秀　刘学良　刘聪明　杨建海
肖冬梅　吴　筠　何立强　张　容　陈志华
陈梦云　林华坚　林晓丹　钟依玲　贺冬梅
黄　敏　彭登兵

序 XV

医疗输送服务作为医院重要的临床支持系统，已成为衡量和评定医院管理水平,关系患者安危的重要因素,越来越受到医院管理者与临床一线的广泛关注。目前国内各大医疗机构均已部分或全方位实施了后勤服务外包，其中负责住院患者技诊检查、手术、转科，以及标本、药物等及时运输的输送人员已成为医院社会化外包服务中不可或缺的一支队伍。该团队提供的服务，即临床医疗输送服务，服务的优劣不仅会对住院患者的就医体验产生明显的影响，而且在一定程度上可能影响患者对住院服务的满意度以及对整个医院的综合评价。

医疗输送在国内属于健康新兴产业，暂时未纳入卫生行政部门的监管范围，目前既无地方标准，也无行业标准，更没有国家标准，使得医疗机构管理者对整个输送服务管理概念模糊，既无标准可执行，也无标准去考核检查。随着医疗市场竞争日趋激烈，医疗输送服务存在的问题也日趋显著，具体表现在：医院管理者对医疗输送外包不重视，没有形成一个稳定的、规范的管理体系；外包公司管理模式落后，办事效率低下，人员离职率高、流动性大；病人等候时间长，高峰期扎堆，医护满意度下降和投诉日益增多等现象。这些问题严重影响了临床的运行效率，使现行的医疗输送服务远不能满足现代化医院的发展及病人对医疗服务的需求。纵观国内外，目前有关医疗输送的文献寥寥无几，政府、医院及企业都在期盼一本专业的输送管理书籍，以提高临床支持系统水平，引领医疗输送行业健康发展。

张容同志带领团队，五年如一日，潜心攻关，独辟蹊径，将她多年管理临床医疗输送服务的经验，编著成了这本条理清晰、重点突出的《医院临床医疗输送服务管理规范》，她用改革创新的精神诠释着对科学的追求，一步步推进着行业的发展。宝剑锋从磨砺出，梅花香自苦寒来，一分耕耘，一分收获。今天我欣喜地看到了这份成果，一本制定了明确的工作制度、流程及考核标准的专业书籍，不仅为一线输送人员提供了清晰的指引，同时也为医院输送服务监管者及医疗输送企业管理者进行质量检查和评价考核提供了理论参考，无疑具有深远的学术意义和重要的社会价值，是一部不可多得的学术专著。

广东省人民医院党委书记耿庆山

2019 年 6 月 20 日于广州

前 言

QIANYAN

近年来，大批公立医院一直在积极探索、寻找适合医院临床支持系统的管理模式，以求提高临床支持服务的综合效益。“坚持以病人为中心的服务理念，完善临床支持系统”不仅是深化医疗卫生体制改革，全面推进优质医疗护理服务的重要举措，也是切实履行“把时间还给护士，把护士还给病人”的郑重承诺。医疗输送服务作为医院重要的临床支持系统，是保障医院各项工作正常安全运转的前提和基础，其服务范围和内容涵括了医院内部的全部医疗输送工作，涉及面广，工作繁琐，责任重大，与患者安危密切相关。

作为医院管理者，我们深知完善医疗输送服务管理体系是提升临床运行效率、发展优质医疗护理、改善患者就医体验、提升医院形象的重要措施。因此，为建立规范的输送服务制度与质量考核标准，我们将临床一线实践经验升华为一个个流程、一项项制度，再通过反复多次的实践、培训、检查和考核，最终提炼编写成了这本《医院临床医疗输送服务管理规范》。书中内容也许不是非常完整和标准，但它集中了医疗输送员工每天在工作中需要依从执行却又倍感茫然的管理细节，且作者力求用量化、科学的指标，简洁、清晰的语言，旨在为一线输送人员提供明确的工作流程及考核标准，使其进行标准的输送服务工作，同时也便于输送服务监管者进行质量检查和考核评价，进而提高医疗护理服务效率，提升医护患满意度。

本书在广东省卫生健康委员会、广东省保健协会和广东省人民医院领导的大力支持，以及广东省保健协会临床支持分会全体委员的积极配合下才得以顺利编写完成。在此向各位领导，以及所有支持和帮助编写本书的人士表示诚挚的感谢！由于时间仓促，编者的学识与能力有限，尽管力求完美，但本书中一定存在诸多问题和不足之处，恳请广大读者不吝赐教。

一花独秀不是春，百花齐放春满园！期盼我们在实践中融合贯通提炼出的一系列医疗输送服务管理理念及管理方法能对业内同事们有所启迪，希望这本书成为全国医院医疗输送管理者及医疗输送外包企业管理者喜爱和用之有效的一本工具手册。

张容

2019 年 6 月 18 日

目 录

第一章
医疗输送概述

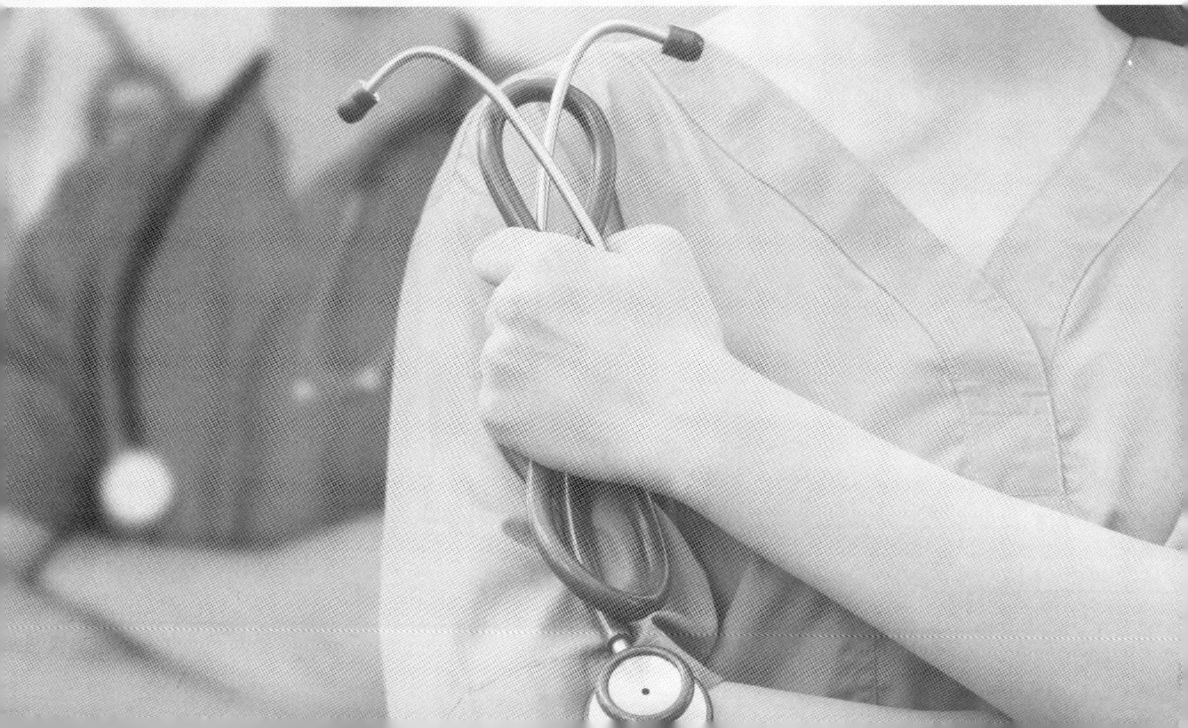

第一节　医疗输送相关概念

随着医疗需求总量阶梯式递增的趋势，以及等级医院评审细则中“对外包服务质量与安全实施监督管理”的相关要求，完善临床后勤支持服务体系成为各大医院改革创新的重要课题。医疗输送服务作为医院重要的临床支持系统，是医疗正常安全运转的前提和基础，不仅与医疗质量和医疗安全密切相关，而且关系患者安危，并成为衡量和评定医院医疗管理水平的重要因素。现就相关内容概念进行阐述。

1. 医疗输送服务　是指由医院临床支持系统所提供，24 小时为临床一线及技诊部门按需运送患者、标本、药物、文书、医疗用品等医院内部的输送服务工作。

2. 临床支持　通过统一管理和调配各个中心、科室、病房的工勤人员，为临床提供输送、导检、生活助理等支持服务，最终为满足临床需要，保障患者安全，提高患者就医体验发挥作用。

3. 外包　是企业在内部资源有限的情况下，仅保留其最具竞争优势的核心资源，而把其他资源借助于外部的专业化资源予以整合，以优化资源配置，实现其自身持续性发展的一种战略管理方法。

4. 医疗质量　是医疗机构的工作质量。它不仅涵盖诊疗质量的内容，还强调患者的满意度、医疗工作效率、医疗技术经济效果（投入产出关系）及医疗的连续性和系统性，又称医院（医疗）服务质量。

5. 医疗安全　是指医院在实施医疗保健过程中，患者不发生法律和法规允许范围以外的心理、机体结构或功能损害、障碍、缺陷或死亡。其核心是医疗质量。

6. 服务质量　是指服务能够满足规定和潜在需求的特征和特性的总和，是指服务工作能够满足被服务者需求的程度。服务质量分为“客观质量”和“感知质量”，客观质量是生产导向，感知质量是顾客导向。

7. 感知质量　是消费者感受到的服务质量，受消费者背景和偏好的影响，在事实上影响消费者决策行为。目前常用顾客导向型的满意度调查评价作为服务质量的评价标准。

第二节　医院医疗输送基本状况

一、医疗输送的主要服务内容

医疗输送的服务内容主要包括：输送调度服务、患者的输送服务、文书的输送服务、标本的输送服务、药物的输送服务及医用瓶装气体、小型仪器设备、医疗用品等专项输送服务。

二、医疗输送服务重要性

随着医疗需求总量阶梯式递增趋势，以及等级医院评审细则的相关要求，医疗输送服务作为医院重要的临床支持系统，与医疗质量和医疗安全密切相关，已成为衡量和评定医院医疗管理水平，关系患者安危的重要因素，越来越受到卫生行政管理者与临床一线的广泛关注。随着医疗市场竞争日趋激烈，“坚持以病人为中心的服务理念，完善临床支持系统”是深化医疗卫生体制改革，全面推进优质医疗护理服务的重要举措。也是切实把时间还给护士，让护士有更多的时间护理患者的坚实支撑。

三、医疗输送发展遇到的困难和制约因素

（一）社会化外包公司水平偏低

目前，大部分医院的输送服务采用社会化外包的形式，但由第三方公司提供的输送服务质量参差不齐，行业管理模式落后等突出问题已严重影响临床的运行效率，远不能满足现代化医院的发展及患者对医疗服务的需求。目前在物业公司整体管理水平与医院需求有较大距离的情况下，行业迫切需要建立规范的输送质量标准及行业管理模式，同时医院监管部门的有效监管对社会化项目的质量保证也起着非常重要的作用。

（二）医院管理层重视不够

医院临床支持系统管理在一定程度上代表了整个医院管理的水平，但由于医疗输送服务在国内属于健康新兴产业，未纳入卫生行政部门的监管范围，在医院管理中属于边缘地带，很多医院管理者认为业务已经外包，就应该是外包公司的事情，在管理上未给予足够的重视。

（三）行业薪酬低，员工积极性不高

薪酬是人力资源管理的一个非常重要的工具。薪酬分配得当，既可节约人力成本，又可以调动员工的积极性。现阶段医疗输送行业薪酬普遍较低，外包公司为获得项目经营权，往往主动采取低价竞标，所以低价竞标也是目前行业的普遍现状，薪酬低不仅导致员工满意度低、工作情绪低落，而且还会导致人员流失，工作效率和整体效益下降，最终导致医院的医疗输送服务质量整体下降。因此，在现代医院输送管理中，关注并指导合作外包公司建立公正、公平、合理的薪酬体系显得尤为重要。薪酬体系合理就是指公司在制定薪酬战略与政策时，一定要综合考虑员工自身因素、医院因素、工作因素及劳动力市场（同一职位相同能力的劳动力市场价格）等多种因素，使薪酬对内具有公平性，对外具有竞争性。另一方面，医院必须以平等、互利互惠为基础，构筑战略伙伴关系，必须遵循市场价值规律，不盲目压低服务价格，应在注重服务品质的基础上，合理控制支出，预留合作外包公司一定的利润空间，从而保证员工的合理薪酬。

四、提升医疗输送服务品质的必要性

1. 完善医疗输送服务，是提高临床医疗及护理质量的有力保障。住院患者外出检查、治疗等以医疗输送服务为载体，完善、优质的医疗输送服务，是保证患者高效率完成项目检查、预防安全意外发生的重要因素，与临床医疗及护理质量密切相关。建立系统的医疗输送服务体系，以实现服务监管有证可循、有规可依和有据可评，保障医疗输送服务有序、安全、高效开展。

2. 规范医疗输送服务，是提高患者的满意度的有力抓手。通过规范医疗输送行为，最大限度地整合资源，优化流程，改善患者的就医体验。

3. 医疗输送服务标准化建设，是引领医疗输送行业健康发展的重要举措。

通过医疗输送服务标准化建设，不仅为相关监管部门提供参考依据，缓解医院医疗需求所带来输送管理的重大压力，而且能指导和规范医疗输送人员从业行为，对引导健康产业有序发展，提升医疗输送服务行业影响力有着举足轻重的作用。

五、医疗输送服务标准化建设的主要任务

医疗输送服务与临床医疗及护理质量密切相关，就目前医疗输送服务所凸显出的问题，医疗输送服务标准化建设迫切需要统一完善服务标准及培训体系，规范管理体制，建立监管制度等。

第三节　医疗输送标准化构建服务体系雏形

作者团队经查阅文献，考察学习全国多家医疗输送服务管理经验丰富的医院，参考国家标准的制定要求，组织20名国内知名医疗输送管理专家专项讨论后，初步确定了医疗输送标准化建设项目体系的雏形。

表1　医疗输送服务标准化体系架构

主要内容	重要性赋值	变异系数
明确医疗输送职责范围与服务内容	4.95±0.22	0.12
根据床位数配置输送员数量	4.65±0.59	0.17
制定医疗输送员录用条件及职业道德要求	4.55±0.61	0.19
制定医疗输送运行管理制度	4.85±0.37	0.09
建立医疗输送员规范化培训制度	4.70±0.47	0.13
制定医疗输送员主要岗位职责	4.80±0.41	0.14
制定医疗输送服务工作流程	4.90±0.31	0.12
制定医疗输送各类应急预案及流程	4.95±0.22	0.12
构建医疗输送综合考核标准	4.70±0.47	0.17
构建医疗输送的科学管理模式	4.55±0.61	0.17
建立输送员持证上岗制度	4.75±0.44	0.20

表 2　医疗输送的主要岗位职责范围（类别）与服务内容

职责范围（类别）	服务内容	服务标准	重要性赋值	变异系数
患者	住院患者的检查、治疗、会诊、手术的院内输送	1. 住院患者检查、治疗、会诊、手术和转科的院内输送。	4.85 ± 0.37	0.17
		2. 熟悉安全输送流程、输送过程患者病情突变流程、输送工具管理、患者失踪应急处理等流程。	4.85 ± 0.37	0.15
标本	常规、急标本输送及各类试管输送	1. 熟悉标本运送的注意事项。	4.85 ± 0.37	0.15
		2. 熟悉发生标本倾泄的应急处理办法。		
		3. 按线路及时间约定行圈，做好交接登记。		
药物	抢救药、贵重药、普通药物的规范输送及交接	1. 采取“包裹”式运送。	4.65 ± 0.93	0.29
	外用药物及大输液输送与交接	2. 按线路及约定时间行圈。		
		3. 药物交接须在高清摄像下进行。		
		4. 熟悉规范药物输送，退药规范，药物破碎、查询、漏送药物等问题处理，运送贵重、高危药物管理流程与要求。		
		5. 输送员负责和确保运送及时和运送途中药品的安全。		
		6. 所有药物（含抢救药、贵重药等）做好交接。		
文书	医疗文书输送	1. 患者资料、病历等不得随意交给患者或家属，不得泄露患者的信息。	4.80 ± 0.41	0.15
		2. 采用密闭式方式运送病历，打开或者拆封时双方签名。		

续表

职责范围（类别）	服务内容	服务标准	重要性赋值	变异系数
气体	瓶装医用气体的输送	1. 熟悉医用气体运送注意事项及安全防护措施	4.85±0.49	0.24
		2. 输送中如发现所送气体有异常，立即报告主管及相关科室。		
		3. 运送医用气体的输送员必须经过培训，否则不能装卸。		
仪器	床边检查仪器运送如B超机、放射科X光机、内镜室检查治疗机、血透机	1. 熟悉技诊部门仪器运送注意事项及安全防护措施。	4.75±0.44	0.15
		2. 输送中如发现所送仪器有异常，立即报告主管及相关科室。		
		3. 贵重仪器建议医务人员共同护送。		
		4. 明确运送过程中输送人员的责任与义务。		

表 3　医疗输送服务工作相关流程

主要类别	具体内容	重要性赋值	变异系数
患者输送	1. 患者检查安全输送流程。	4.95±0.22	0.12
	2. 院内患者转科流程。	4.85±0.37	0.12
	3. 手术室接送患者流程。	4.95±0.22	0.14
药物输送	1. 节假日运送口服药流程。	4.05±1.54	0.38
	2. 退药输送流程。	4.40±1.05	0.25
	3. 药品破碎处理流程。	4.50±1.05	0.26
	4. 药物输送流程。	4.65±0.93	0.21
	5. 药物漏送处理流程。	4.55±0.95	0.28
	6. 追踪药品核查的处理流程。	4.60±0.94	0.21
	7. 贵重药品输送流程。	4.60±1.00	0.22
标本输送	1. 普通标本运送及交接流程。	4.90±0.31	0.09
	2. 病理标本运送及交接流程。	4.95±0.22	0.11
	3. 非高致病性微生物标本运送及交接流程。	4.95±0.22	0.11
	4. 高致病性微生物标本送检流程（如：甲流、乙流病毒抗原送检标本）。	4.80±0.52	0.12
	5. 生物标本安全输送及应急处理流程。	4.85±0.37	0.12
	6. 手术室病理标本管理总则、送检指引及流程。	4.85±0.37	0.12
	7. 输送途中标本倾泄应急处理流程。	4.90±0.31	0.12
	8. 标本输送疾病预防控制流程图。	4.85±0.37	0.12
	9. 门诊标本接收扫描流程。	4.80±0.41	0.13
相关制度	1. 医院职业暴露防治流程。	4.70±0.57	0.10
	2. 科室申请配置或增加输送员流程。	4.55±0.69	0.19

表 4　医疗输送服务应急预案（流程）及运行管理制度

项目	具体内容	重要性赋值	变异系数
医疗输送服务应急预案（流程）	1. 输送投诉应急处理流程。	4.85±0.37	0.11
	2. 输送途中患者病情突变处理流程。	4.90±0.31	0.13
	3. 医疗输送突发事件应急流程。	4.90±0.31	0.12
	4. 输送途中标本倾泄应急处理流程。	4.85±0.37	0.15
	5. 患者跌倒应急流程。	4.95±0.22	0.14
	6. 患者转院途中意外事件处理流程。	4.89±0.32	0.10
	7. 患者失踪应急处理流程。	4.85±0.37	0.16
	8. 员工罢工应急流程。	4.80±0.52	0.15
	9. 火灾应急处理流程。	4.85±0.37	0.12
医疗输送运行管理制度	1. 输送应急处置方案。	4.84±0.38	0.15
	2. 输送不良事件管理制度。	4.75±0.44	0.13
	3. 医院职业暴露防治管理制度。	4.75±0.44	0.15
	4. 员工罢工应急处置预案。	4.75±0.64	0.15
	5. 输送任务涉及部门责任界定制度。	4.85±0.37	0.17
	6. 医疗输送服务具体范围及职责界定制度。	4.90±0.31	0.17
	7. 标本安全输送及交接岗位职责说明。	4.95±0.23	0.17
	8. 输送各岗位职责说明书。	4.70±0.57	0.15
	9. 患者安全输送制度。	4.85±0.37	0.09
	10. 夜间、应急输送工作的管理规定。	4.95±0.22	0.09
	11. 输送调度信息系统管理规定。	4.80±0.41	0.15
	12. 科室申请配置或增加输送员制度。	4.58±0.84	0.23

第二章
医疗输送服务运行管理制度

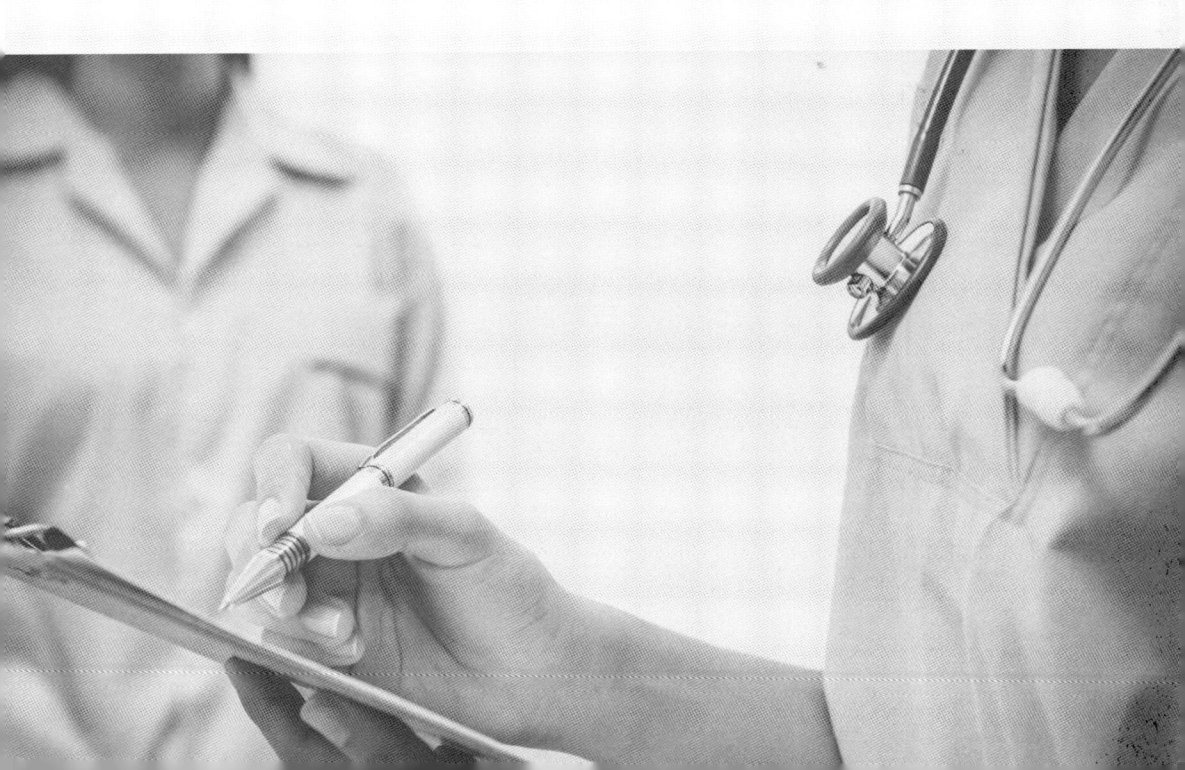

第一节　医疗输送服务内容及范围

一、医疗输送职责范围

1. 住院患者检查、治疗、会诊、手术和转科的院内输送。

2. 各种药物（含病区退药）的输送。

3. 标本、试管及医疗文书的输送。

4. 全院大型补液、外用药输送；瓶装医用气体的输送。

5. 少量零散医疗用品、消毒包的应急输送。

6. 轻型（或小量）物品院内输送。

二、医疗输送服务内容

（一）输送调度服务

1. 全天 24 小时受理任务。

2. 受理顾客的查询和投诉。

3. 输送任务的受理、记录、分派、跟进。

4. 输送数据的收集、整理，每月为医院提供资料，作为各临床科室成本核算的依据。

（二）患者输送服务

1. 院内接送行动不便的患者出、入院。

2. 接送患者检查、治疗、会诊、转科等。

3. 接送手术患者。

4. 技诊部门驻守服务。

（三）文书、标本输送服务

1. 各类标本的定时收取和输送。

2. 急标本如血常规、生化、血气分析、配血、脑积液等的收取和输送。

3. 检验科各类试管、检验报告的收取和输送。

4. 各类会诊单、检查报告及需预约的检查申请单等文书的收取和输送。

5. 各类申请单到相关部门预约。

6. 其他医疗文书的输送。

（四）药物的输送服务

1. 所有口服药、针剂、处方药的定时输送。

2. 中成药、中药（汤）的输送。

3. 各类静脉制剂、外用药、消毒液的输送。

4. 急用药物的输送。

5. 病区所退药物的输送。

（五）专项输送服务

1. 医用瓶装气体的输送。

2. 仪器设备输送。床边检查仪器输送如 B 超机、放射科 X 光机、内镜室检查治疗机、血透机等。

3. 少量零散医疗用品、消毒包的应急输送。

4. 轻型（或小量）物品院内输送。

第二节　输送服务时效质量评价与控制

一、服务时效

（一）调度服务时效

1. 调度中心24小时全天候接受任务，实行首问负责制，电话铃响3声内接听。

2. 调度须实时记录输送任务执行情况并及时反馈到相关病区。

3. 调度接受输送服务后5分钟内派工。

（二）加急服务

徒手到达任务起点不超过10分钟；携带工具到达任务地点不超过15分钟。（可结合所在医院的客观情况适当修改）

（三）普通服务

徒手到达任务起点15分钟之内，携带工具到达任务地点25分钟（受电梯故障或不可抗拒因素延误除外）。（可结合所在医院的客观情况适当修改）

（四）预约检查

实行预约检查的患者，严格按预约时间带检，特殊情况调整须由技诊部门与临床科室提前沟通，输送员不得自行主张。

（五）服务时效履行率

服务时效履行率要在80%以上；非医疗输送任务不列入服务时效指标评估范围之内。

二、投诉处理

1. 接到投诉或有争议等问题时，主管以上管理人员应在30分钟内赶到现场进行调查和初步处理。急事件 2 小时内，一般事件 2 天内给予解决或答复。

2. 对客户投诉处理及时、有效，有记录，回复率 100%；每一例投诉的情况及处理均有记录备案。

第三节　医疗输送服务指标评价与控制

一、组织管理

（一）制度管理

1. 健全的输送工作制度、规范及各项操作流程，及时更新完善。
2. 员工掌握输送核心制度。
3. 员工熟悉各岗位、各班工作流程。

（二）运行落实

1. 严格执行医院各项规章制度。
2. 员工仪表符合规范。
3. 完善并落实工作计划及总结；原则上年工作计划完成率 95%。
4. 主管每日岗位巡查；经理每日抽查及每月科室访问。

二、人力资源管理

（一）人力配备及岗位管理

1. 人力配备充分，满足医院医疗输送服务需求。
2. 制定并让员工知晓各类人力资源应急预案。
3. 岗位职责健全、能按要求实施绩效考核。
4. 绩效考核与奖金挂钩。
5. 熟悉本岗位职责及绩效考核方案。

（二）培训管理

1. 制定员工培训与考评计划并落实到位。
2. 新上岗员工须参加岗前培训经考核合格后方可正式上岗。

3. 组织并落实员工参加医院每季度的培训。

4. 对培训效果有评价及跟进。

三、质量及安全管理

（一）质量管理

1. 严格按照岗位职责与工作流程操作。

2. 患者外出检查、治疗、手术时护士与输送员共同核对患者信息，做好书面交接。

3. 与技诊部门及驻守队员沟通顺畅，做好交接。

4. 接送患者流程规范，接送及时、安全。

5. 输送标本放置规范、交接记录完善。

6. 病历、医疗文书及标本未经医务人员许可，一律不得交予患者及患者家属。

7. 药物输送安全、及时、规范，签收记录完整。

8. 机动及中晚班运作顺畅，沟通良好。

9. 设立医疗输送持续质量改进本，实时记录并有效跟进。

（二）安全管理

1. 无重大安全事故发生。

2. 无参与任何超职责范围的治疗性、技术性的工作。

3. 工具管理规范，掌握输送工具的使用操作及故障处理，输送工具完好率达 100%。

四、满意度调查

1. 每季度进行临床医疗输送服务满意度调查。

2. 调查顾客（护士长占 20%、病区护士 30%、患者占 50%）综合满意度不低于 90%。

3. 第三方满意度不低于 85%。

第四节　输送过程的交接规定

1. 患者输送须由护士、输送员共同核对患者信息，做好书面交接，双方签名确认；危重、骨折、带管及输液泵等患者须做好床边交接；患者送达检查或治疗科室，须和登记处进行交接。

2. 患者输送时，须由医务人员评估、判断输送工具，危重患者须由医务人员与输送员共同输送。

3. 输送技诊检查或治疗、手术患者附带有片袋、药品、病历、棉被、枕头等所需物品时，输送员工均要与病房当班护士、技诊部门和手术室当值人员清点、核对清楚。

4. 手术患者输送均须有医务人员陪同。

5. 患者行技诊检查或治疗、手术时，输送员与医务人员应共同落实好患者的安全过床。

6. 所有标本输送都需有信息化或书面交接记录。

7. 药物采取“包裹”式输送，病区和药房两头上锁或封口，输送员不负责清点和核对药物数量及完整性，与药房、病区按件（包）数、整体性交接。贵重药、精麻药需药房、输送员、病区共同做好交接签收手续。退药由病区封箱，输送员负责退药箱的运送。

8. 贵重、精密仪器或设备需输送员移动时，专业技术人员应提供指导和协助。

9. 需要签收的医疗文书、药品及贵重物品，输送员与病区共同落实好交接手续。

10. 若在输送过程中由于未履行交接责任而造成的后果，由未履行方承担相应责任。

第五节　患者安全输送制度

一、病情评估及应急处理

1. 医务人员评估患者病情及活动自理能力，确定输送工具并在医嘱及申请单上注明。

2. 病情不稳定或特殊患者，根据医生评估决定输送工具，以及是否由医务人员护送。

3. 危重患者输送时，须由医务人员评估、判断输送工具，且与输送员共同护送。

4. 如遇精神异常、年老体弱、痴呆、小儿、耳聋、视力障碍及语言障碍等特殊患者，检查过程中须有家属陪同。

5. 手术患者输送均须有医务人员陪同。

6. 输送途中如患者主诉不适或发生病情变化，输送员应立即就近求助医务人员抢救处理，按《输送途中患者病情突变处理流程》，拨打院内急救电话，并通知患者所在科室当班医生或护士到场，同时向调度中心报告。医务人员到达现场前输送员不得离开现场。

二、输送工具管理

1. 设专人定期检测输送工具的完好性。车床需配备护栏，轮椅需有刹车轮并配有安全带。

2. 输送员需保养、保管与维护好各自负责的输送工具，及时检修。

3. 输送员根据检查单或医务人员要求准备和使用相应输送工具输送患者。

4. 输送带输液的患者时需使用带输液架的车床或轮椅。

5. 如输送传染病或特殊疾病患者需用专用工具，按规定的路线行走，工具使用后及时消毒处理。

三、查对与交接

1. 护士、输送员共同核对患者床号、姓名、住院号、检查项目，并做好书面交接，双方签名确认。危重、骨折、带管及输液泵等患者须做好床边交接。

2. 输送员带检查时按检查要求向患者解释，到达技诊部门时和输送驻守员或登记台文员进行交接，同时告知患者在检查或治疗等候期间如有不适，应及时报告技诊人员；输送驻守队员应及时巡查待检患者，跟踪检查进度及检查后返回病区情况。

3. 患者资料、病历等不得随意交给患者或患者家属，不得泄露患者的信息。

4. 特殊患者转科时，由转出科室的责任护士和输送员一起携带病历送患者到转入科室。

5. 如患者拒绝或不配合检查，输送员应及时报告责任护士或主管医生。

6. 输送员送患者返回病区后须和护士交接。

第六节　药物输送制度

1. 严格按照药物输送线路及约定时间行圈。

2. 药物采取“包裹”式输送，病区和药房两头上锁或封口，实施整体性、密封性交接。

3. 药房、输送中心、病区对抢救急用药、精麻药和贵重药应严格执行签收制度及履行口头告知提醒义务。

4. 病区及时做好药物的签收，并在 1 小时内清点、核实药物数目及完整性，如有异议及时与药房沟通。

5. 上午、下午各退药一次，病区自备封闭式退药箱，退药实行“包裹”式的整体性、密封性交接。

6. 输送员负责和确保输送途中药品的安全，不碰撞、挤压、摔落药物；输送途中如发现所送药品有异常如药物破碎等情况，应立即报告药物组组长或主管及相关科室。

7. 落实急药急送，紧急药物在药房发出后 10 分钟内送到病区。

第七节　医疗文书、标本输送制度

1. 严格按照医疗文书、标本输送线路及时间约定行圈。

2. 实施急标本急送，急标本在病区发出后 10 分钟内送到相关检验部门。

3. 送检验中心的标本均要在检验科扫描，确认送达。

4. 未实行信息化的检验部门须设书面交接登记本。

5. 检查检验报告、审批后的检查单、预约单、退单等医疗文书送回病区时，须与病区共同执行签收制度。

6. 各类胸片、CT、MR、ECT 等按片袋标签与病区交接，输送员不负责袋内片数及报告单的清点。

7. 医疗文书、标本输送过程如有意外应及时上报主管部门和病区护士长，不得擅自处理。

第三章 医疗输送人力资源管理制度

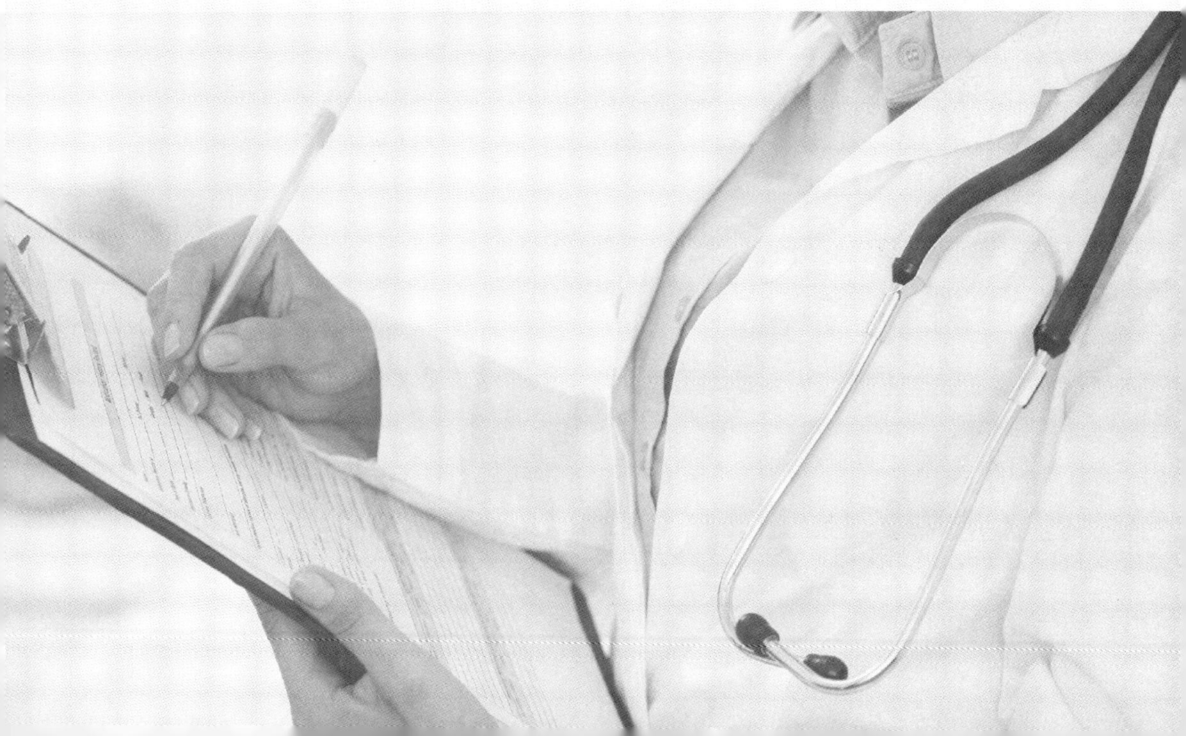

第一节　医疗输送人员配置管理

人力资源的配置是否科学、合理，管理模式是否先进和具有时代特色，直接关系到人力资源效能的正常发挥，关系到整个经济活动的绩效提升。医疗输送服务作为医院重要的临床支持系统，如何科学地配置员工数量一直是管理者们关注的课题，目前国内鲜有医疗输送服务有关人力配置的相关报道。

一、总则

为适应临床发展的需要，进一步加强和规范医疗输送人员配置的管理，医院应根据医院建设和考核有关规定，结合项目实际情况，坚持精简高效、合理配置的原则，以优化各类人员，提高工作效率为目标，实现宏观调控，分岗管理，既要体现以人为本的核心原则，又要核算用人成本。

二、输送人力资源配置方法

医疗输送人员人力配置，目前国内外尚无标准，但在实际工作中，输送员配置数量与床位数之比直接影响到医疗输送工作的正常开展及输送服务质量的进一步提高。病房中实际开放床位数与输送员总数的比值和医院编制床位数与全部输送员总数的比值比较，前者更能准确合理地反映临床一线输送人员的配置情况。

（一）医疗输送人员配备总原则

医院监管部门在制定医疗输送人力资源配置标准前，要开展全面调研活动，认真梳理医院临床各病区及技诊部门对医疗输送的服务需求。根据医院输送范围及输送标准，合理定岗定编，参考最新的医院护理人力计算方法，重视专科特色，以实际床位数、床位使用率、床位周转率、工作复杂程度、车床和轮椅使用频率、直接输送和间接输送的工作量、病人的照顾需求等主要服务指标，运用统计学结合不同的人力资源配置测算方法，在总的标准下制定符合自身特点和切合实际的医疗输送人力资源配置管理制度，有效解决医疗输送人力资源配置不足或配置浪费的焦点问题，从而有效地控制医疗输送服务质量，提升患者满意度，减少人力不足或不必要的成本浪费现象。

（二）病区医疗输送人力配备标准

1. 输送员工配备标准：建议三级综合性医院每 16~18 张床位配置 1 名输送员，即以 1∶0.055~1∶0.063 的配备标准。具体应结合输送工作量、输送工作风险、输送难易度、医院检查科室布局等进一步细化人力配置标准。

2. 测算：选择输送工作量中等的临床科室，全面跟踪记录完成输送业务时所产生的所有输送工作时间，含导检、药物、文书、标本及机动任务等全部输送工作，根据每日总耗时平均数与员工每日上班时数之比，折算成该病区输送任务所需要的人力，再进一步根据该病区实际床位数，测算出该病区实际床位数与输送人员的比例。

例：选择医院中输送工作量具有一定代表意义的病区，进行全部工作量统计。如一病区实际开放床位 38 张，输送工时经统计测算分别为：导检耗时 8.5 小时 / 天、文本耗时 0.85 小时 / 天、药物耗时 0.9 小时 / 天、中午及夜间临时机动任务耗时 1.92 小时 / 天、专项工作耗时 4.5 小时 / 天、周六、日所有业务耗时 3 小时 / 天，病区平均所耗总工作时间约为 19.67 小时 / 天，以输送员工每天工作 8 小时为标准，根据病区每天所耗总工作时间测算出岗位人力为 19.67 小时 /8 小时 =2.45 人，故病区输送员配置比例为：实际床位数 38/ 岗位人力数 2.45 ≈ 15.5 ∶ 1。

三、岗位人员配置的分类

医疗输送人员配置按岗位职能，分为管理岗、临床输送岗位两种类别。

1. 管理岗位：指担任输送领导职责或管理任务的工作岗位。

2. 临床输送岗位：指直接服务临床、从事医疗输送工作的岗位。具体包括输送预约、导检、药物、文书、专项输送及其他机动应急工作输送等岗位。

四、岗位人员配置要求

医院监管部门应结合医院业务增长及医疗技术发展规划，和外包公司协同做好输送岗位要求、岗位数及岗位制度、岗位工作流程等评估和分析，应考虑下列因素：

1. 所要求的人员的工种和数量。

2. 各岗位在知识、技能和其他方面要求具备的条件。

3. 员工工作分配方法、工作再分配方案。

4. 机动任务分配预案。

5. 定期评价及监督岗位数量、质量配备的有效性、真实性，动态调整，确保整个输送工作正常运营。

第二节　医疗输送人员录用与准入管理

一、录用人员的基本条件

1. 具有中华人民共和国国籍，享有公民的政治权利。

2. 遵纪守法，品行端正，能吃苦耐劳，工作责任心强，具有良好的职业道德和敬业精神。

3. 身体健康，五官端正，具有良好的心理素质。

4. 无违纪违法行为。凡受到党纪政纪处分期限未满或者正在接受纪律检查，以及处于刑事处罚期间或者正在接受司法调查尚未做出结论的人员不予录用。

二、各类应聘岗位

（一）管理岗位

1. 医疗输送经理（项目管理）
2. 医疗输送主管（项目管理）
3. 医疗输送调度员（基层管理）
4. 医疗输送组长（基层管理）

（二）临床输送岗位

1. 医疗输送预约岗
2. 医疗输送导检岗
3. 医疗输送药物岗
4. 医疗输送文本岗
5. 医疗输送驻守岗
6. 医疗输送机动岗

三、医疗输送人员准入管理

1. 接受岗位所需知识技术培训，考核合格，建议取得《医疗输送上岗证》。

2. 医疗输送人员上岗后，每年度均需接受医院及公司项目的在职培训。

3. 单位根据《中华人民共和国劳动法》的相关规定约定新员工试用期。试用期结束后，如经监管科室、使用科室及公司项目管理组考核评价不合格者，不予录用。

第三节　医疗输送人员排班管理制度

一、目的

为规范临床输送人员的考勤管理，提高工作效率和工作质量，以确保医院、公司任务及目标的有效达成，使人力配置合理化，特制定本制度。

二、适用范围

医院机构内从事临床医疗输送的人员。

三、排班原则

1. 项目在制定排班表时，应结合考虑岗位职责、病区特色、重点工作内容及绩效指标，同时应与输送组长进行沟通，兼顾本部门近期阶段性的重点工作及临时性工作等因素进行排班。

2. 排班时应充分考虑输送工作实际情况，根据当前各个输送岗位实际工作量制定员工上下班时间，确保每天的工作任务能够在下班前完成，并预留出交接班时间，以保证工作的衔接和完成不受影响。

3. 根据项目特点，可在专项输送岗位适当安排弹性工作时间。弹性工作时间是员工根据个人特性设计具有一定弹性的日工作时间或周工作时间的方法。旨在使工作时间的安排更好地适应员工个人的需求、工作习惯和偏好。使员工拥有更多的自主权，会对员工产生激励的作用，具有减少员工迟到、降低缺勤率、减少工作时间干私事等优点。

4. 排班表是作为对日常员工考勤的重要标准，原则上每月上交监管科室后不可重复修改，如确需修改，应及时上报监管科室负责人。

5. 根据《中华人民共和国劳动法》的相关规定，实行输送人员每日工作时间不超过 8 小时、平均每周工作时间不超过 44 小时的工时制度。非组长以上人员同意，员工不得随意换班。

6. 专项工作岗位的排班应每月相对固定，根据工作需要定期轮换。

第四节　医疗输送人员考勤管理制度

为创建良好的工作秩序，确保医疗输送工作正常运作，促进全体员工能自觉遵守劳动纪律，提高工作效率，结合医院实际情况和《中华人民共和国劳动法》相关规定，特制定考勤管理规定。

一、适用人员

医院机构内从事临床医疗输送的人员。

二、项目员工考勤

1. 临床输送岗位一线员工上下班时间，应符合《中华人民共和国劳动法》规定，可结合院方要求和实际需要进行相应调整。

2. 项目一线员工，上下班一律实行人脸或指模打卡，任何人不得以任何理由委托、代替他人打卡或签到。如有违者，每次均视作迟到或者早退处理。

三、日常考勤管理

1. 项目必须指派专人全权负责所有员工的考勤工作。

2. 考勤员必须坚持原则，履行职责，严格执行考勤制度及奖罚制度。不得弄虚作假，考勤要及时、准确，对本项目组的缺勤、迟到（早退）情况在统一记录模板上按标识进行登记，对请病、事假者要将诊断书或事假准假单贴在考勤簿后面，以备院方及公司审核。

3. 每月将上月项目考勤情况上报医院监管科室。

四、指纹考勤机设置与使用、指纹采集

1. 日常工作时间设置为：上午 8:00~12:00，下午 14:00~17:30；弹性排班时间按照处（科）室上报作备案处理。

2. 指纹考勤实行每天两次签到，上午上班、下午下班各 1 次。

3. 一线员工当天上班时间前后 30 分钟内按的指纹方为有效，其余时间按的指纹无效。

4. 一线员工必须按指定区域指纹考勤机考勤。

5. 新录用的输送人员，应在报到后次日到项目办公室采集指纹或人脸识别；因指纹不清晰等原因打卡不成功者，应及时补采集指纹。

五、考勤异常界定

1. 每月仅允许有 3 次 5 分钟内（不含）的误差，迟到（早退）累计超过 3 次（5 分钟内）或 1 次 5 分钟及以上，及无故没按指纹超过 3 次（因公外出除外）者，均视为考勤异常。

2. 当天迟到（早退）累计 2 小时（含）以上者，视为旷工半天；当天迟到（早退）累计 3 小时（含）以上者，视为旷工 1 天。

3. 若因打卡机故障原因未能及时打卡，应于工作当天向直属上级申报并签卡证明，由本部门主管和项目经理及时签字确认，超过正常上班时间的员工，如果没有其他特殊情况或者未提前以电话方式通知考勤负责人者，均视为迟到处理。

六、违反出勤纪律行为的处理

1. 每月在项目公示栏内通报考勤异常情况。

2. 一个月内无故迟到（早退）累计 3 次以上、5 次以下（含 5 次）；或迟到（早退）累计 30 分钟以内者，扣相应绩效。

3. 一个月内无故迟到（早退）累计 5 次以上、9 次以下（含 9 次）；或迟到（早退）累计超过 30 分钟，2 小时以内者，按旷工半天处理。

4. 一个月内无故迟到（早退）累计 9 次以上（不含 9 次）；或迟到（早退）累计超过 30 分钟，4 小时以内者，按旷工 1 天处理。

5. 任何人不得损坏考勤设备，如有违者，按所损失的金额赔偿，如属故意行为，除责令其按所损失的金额赔偿外，按相应制度处理。

6. 上班签到或打卡后无故不到岗者，除当天以旷工论处外，并按相应制度处理。

7. 负责考勤管理人员，针对违反考勤制度的行为隐瞒不报或者不按规章制度执行者的行为，视情节轻重每次扣罚相应绩效。

8. 关于公司和医院所举办的会议和相关培训，必须实行签到考勤，对于未请假并经项目办公室批准的迟到、早退、缺席者，一律按照考勤制度处罚相关条例严格执行。

第四章
医疗输送岗位说明书

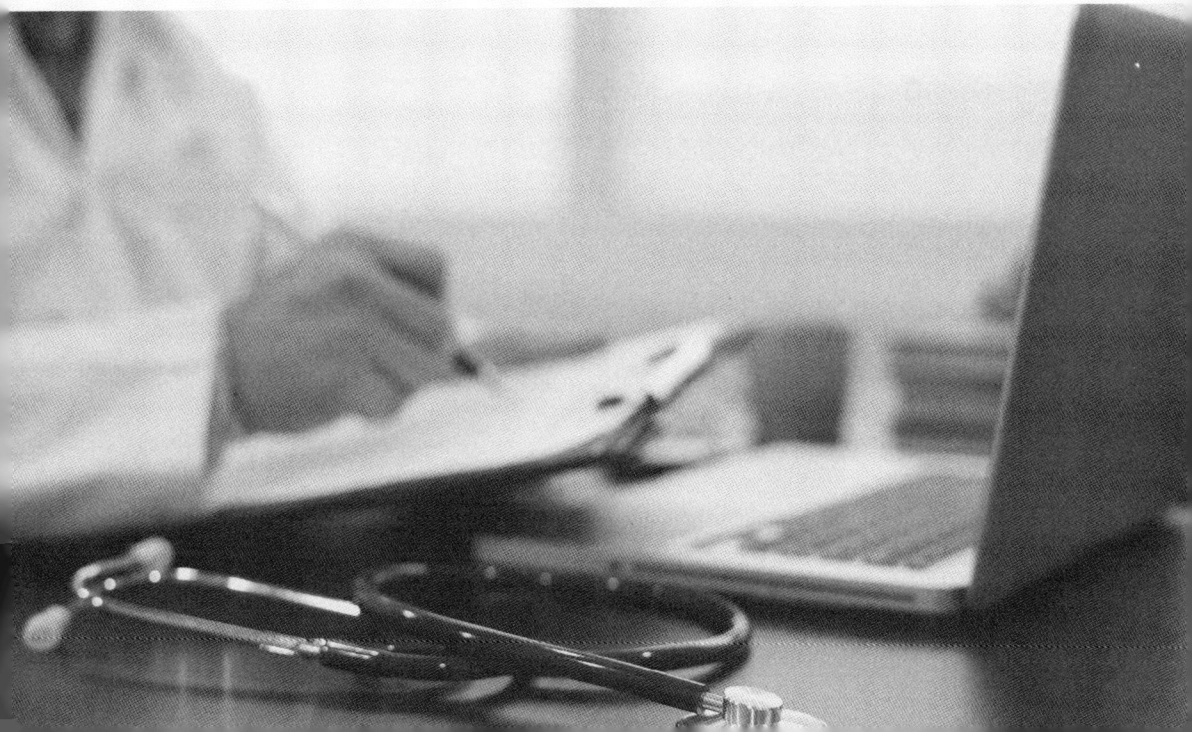

第一节　输送经理岗位说明书

岗位信息	岗位名称	输送经理	行政级别	项目经理
	隶属部门	输送项目部	现有人数	
职责概述	全面负责输送项目的运营管理。			
主要职责	1. 全面负责输送项目的日常管理。 2. 完善各种规章制度、工作内容与流程。 3. 负责质量监督与控制，进行服务质量持续改进。 4. 负责人力资源的使用与管理。 5. 负责组织全员培训，督促带教与培训计划的落实。 6. 负责各科室的沟通与协调工作，及时处理投诉并记录与反馈。 7. 抓好团队建设，稳定员工队伍。 8. 负责完成项目的计划与总结。			
质量标准	1. 每年修订各种规章制度、工作内容与流程，并作书面存档。			
	2. 每月审核排班、考勤、工资及人员招聘工作。			
	3. 负责项目休假人数控制，审批主管、组长、调度员的休假。			
	4. 定期与随机进行质量检查，提出改进措施，并跟进措施落实情况及效果评价。			
	5. 根据存在的问题，每季度组织 1 次有针对性的全员培训。			
	6. 每月与各护士长沟通 1 次，征询顾客意见，了解员工工作情况。			
	7. 发生不良事件或接到顾客重大投诉时，15 分钟之内赶到现场，着手初步处理和调查，并在 30 分钟内报告上级。			
	8. 对现场发生的不良行为应即时提出批评，如属于违反规章制度行为，按相关条款给予处罚。			
	9. 每周组织主管例会 1 次；每月调度、组长例会 1 次；员工大会每季度 1 次。			
	10. 组织各种评优、技能竞赛、员工活动，抓好员工思想教育工作，积极采纳员工合理意见。			
任职要求	1. 思想觉悟高，原则性强，有良好的个人品质和职业道德。			
	2. 大专以上学历，或具有 3 年以上二级以上医院医疗输送现场管理经验。			
	3. 管理、沟通、组织能力强，有较好的电脑操作、语言表达和文字综合能力。			
	4. 具有较好的突发事件处理能力。			
	5. 不得同时兼任其他项目管理工作。			

第二节　输送主管岗位说明书

岗位信息	岗位名称	输送主管	行政级别	项目主管
	隶属部门	输送项目部	现有人数	
职责概述	在项目经理的领导下，负责分管区域的日常输送管理工作。			
主要职责	1. 在项目经理的领导下负责分管区域的日常管理工作。			
	2. 负责分管区域岗位人力的使用与管理，考勤、休假、顶班安排。			
	3. 负责分管区域的质量监督与控制，进行服务质量持续改进			
	4. 负责组织分管区域会议与培训，工作计划的落实。			
	5. 负责分管区域的沟通与协调，及时处理投诉并记录与反馈。			
	6. 负责分管区域每年的工作计划与总结。			
质量标准	1. 执行项目各项规章制度、工作要求和流程。			
	2. 审批分管区域员工休假，协调本区域人力安排及岗位调配。			
	3. 每周与分管区域护士长沟通 1 次，征询意见。每周参加监管科室科务会。			
	4. 每天到一线巡查，巡查时间不少于 60%；每日抽查分管岗位不少于 1 次。了解员工工作情况，发现问题及时解决，并做好记录。			
	5. 接到顾客投诉、差错、纠纷或其他特殊情况时，在 15 分钟之内赶到现场，着手调查和初步处理，对重大处理不了的事件马上向项目经理报告，并做好记录。			
	6. 对现场发生的不良行为应即时提出批评和指导，如属于违反规章制度行为，按相关条款给予处罚。			
	7. 负责每月组织分管区域员工例会 2 次，每月根据存在问题组织培训 2 次。			
	8. 掌握新员工在岗跟班情况，评估其工作能力，合理安排上岗时间及岗位。			
	9. 掌握员工思想动态，抓好员工思想教育工作，协调员工之间矛盾，积极采纳员工合理意见。			
	10. 负责区域的工具管理。			
	11. 每月上交工作总结，年度作述职总结。			
任职要求	1. 思想觉悟高，原则性强，有良好的个人品质和职业道德。			
	2. 中专或以上学历，具有 1 年以上二级以上医院医疗输送现场管理经验。			
	3. 有一定的管理、沟通、组织能力，有较好的语言表达和文字综合能力。			
	4. 会基本的电脑操作。			

第三节　输送行政主管岗位说明书

<table>
<tr><td rowspan="2">岗位信息</td><td>岗位名称</td><td>输送行政主管</td><td>行政级别</td><td>项目主管</td></tr>
<tr><td>隶属部门</td><td>输送项目部</td><td>现有人数</td><td></td></tr>
<tr><td>职责概述</td><td colspan="4">在项目经理的领导下，负责项目内部的日常管理及培训工作</td></tr>
<tr><td rowspan="7">主要职责</td><td colspan="4">1. 在医院及公司项目经理的领导下开展日常工作。</td></tr>
<tr><td colspan="4">2. 负责输送员工的招聘、培训及工衣发放登记。</td></tr>
<tr><td colspan="4">3. 服务费用存入银行及与公司财务对账。</td></tr>
<tr><td colspan="4">4. 办公室卫生整理及来访参观人员的接待事宜。</td></tr>
<tr><td colspan="4">5. 输送人员文具物料的请领及保管。</td></tr>
<tr><td colspan="4">6. 管理人员每月排班。</td></tr>
<tr><td colspan="4">7. 定时巡视岗位。</td></tr>
<tr><td rowspan="11">质量标准</td><td colspan="4">1. 执行项目各项规章制度、工作要求和流程。</td></tr>
<tr><td colspan="4">2. 审批分管区域主管上交的员工休假，协调区域人力安排及岗位调配。</td></tr>
<tr><td colspan="4">3. 每天与分管区域主管沟通，反馈科室意见。每周参加监管科室科务会 1 次。</td></tr>
<tr><td colspan="4">4. 每天到一线巡查，巡查时间不少于 20%；每周抽查分管岗位不少于 1 次。了解员工工作情况，发现问题及时解决，并做好记录。</td></tr>
<tr><td colspan="4">5. 接到顾客投诉、差错、纠纷或其他特殊情况时，在 5 分钟之内反馈给片区主管；或 15 分钟内赶到现场，着手调查和初步处理，对重大处理不了的事件马上向项目经理报告，并做好记录。</td></tr>
<tr><td colspan="4">6. 对现场发生的不良行为应及时提出批评和指导，如属于违反规章制度行为，按相关条款给予处罚。</td></tr>
<tr><td colspan="4">7. 负责组织新入职员工的岗前培训工作。</td></tr>
<tr><td colspan="4">8. 掌握新员工在岗跟班情况，评估其工作能力，合理安排上岗时间及岗位。</td></tr>
<tr><td colspan="4">9. 掌握员工思想动态，抓好员工思想教育工作，协调员工矛盾，积极采纳员工合理意见。</td></tr>
<tr><td colspan="4">10. 管理好负责区域的工具。</td></tr>
<tr><td colspan="4">11. 每月上交工作总结和计划，年度作述职总结。</td></tr>
<tr><td rowspan="4">任职要求</td><td colspan="4">1. 思想觉悟高，原则性强，有良好的个人品质和职业道德。</td></tr>
<tr><td colspan="4">2. 高中或以上学历，具有 1 年以上二级以上医院医疗输送现场管理经验。</td></tr>
<tr><td colspan="4">3. 有一定的管理、沟通、组织能力，有较好的语言表达和文字综合能力。</td></tr>
<tr><td colspan="4">4. 会基本的电脑操作。</td></tr>
</table>

第四节 输送调度岗位说明书

<table>
<tr><td rowspan="2">岗位信息</td><td>岗位名称</td><td>输送调度员</td><td>行政级别</td><td>项目调度</td></tr>
<tr><td>隶属部门</td><td>输送项目部</td><td>现有人数</td><td></td></tr>
<tr><td>职责概述</td><td colspan="4">在经理、主管领导下，24 小时全面负责输送调度的日常工作。</td></tr>
<tr><td rowspan="6">主要职责</td><td colspan="4">1. 在经理、主管领导下，完成调度员的日常工作。</td></tr>
<tr><td colspan="4">2. 输送任务的受理、记录、分派、跟进。</td></tr>
<tr><td colspan="4">3. 负责输送任务完成情况的跟进与反馈。</td></tr>
<tr><td colspan="4">4. 负责督促员工执行各项规章制度及操作规程。</td></tr>
<tr><td colspan="4">5. 负责接听病区的查询和投诉。</td></tr>
<tr><td colspan="4">6. 负责输送工具、日常用品的管理与跟进。</td></tr>
<tr><td rowspan="9">质量标准</td><td colspan="4">1. 严格执行交接班制度，每班清点工具、钥匙等物品，并检查电脑、电话及录音系统是否处于良好运作状态。</td></tr>
<tr><td colspan="4">2. 负责接听电话，实行首问负责制，电话铃响 3 声内接听，语言清晰，用词规范，文明有礼，即时、准确地将任务录入电脑。</td></tr>
<tr><td colspan="4">3. 5 分钟内将输送任务按轻重缓急和质量要求，合理安排队员执行。不论当次安排多少件（次）任务给队员，原则上都要以预测最后一个任务要在 20 分钟之内，能达到受理点作为一个派工单元。</td></tr>
<tr><td colspan="4">4. 接到病区催促电话，应耐心解释，并跟进队员执行情况。</td></tr>
<tr><td colspan="4">5. 接到查询或投诉电话，及时处理并做好反馈，做好相关记录并向主管报告。</td></tr>
<tr><td colspan="4">6. 如接受任务信息有更改，及时告知队员。</td></tr>
<tr><td colspan="4">7. 对于处理不了的问题及非服务范围内的工作要做好解释，并及时报告上级。</td></tr>
<tr><td colspan="4">8. 如果队员有不服从安排、迟到、早退、仪容仪表不规范等违反规章制度或工作流程行为，立即纠正并做好相关记录，必要时向主管报告。</td></tr>
<tr><td colspan="4">9. 做好工具借出、归还的登记，试管的清点、更换与补充。</td></tr>
<tr><td rowspan="4">任职要求</td><td colspan="4">1. 思想觉悟较高，原则性强，服从项目管理。</td></tr>
<tr><td colspan="4">2. 高中或以上学历，在本项目工作 1 年以上，熟悉各项输送工作流程及要求。</td></tr>
<tr><td colspan="4">3. 口齿清晰，沟通能力较强。</td></tr>
<tr><td colspan="4">4. 电脑操作熟练。</td></tr>
</table>

第五节　输送组长岗位说明书

<table>
<tr><td rowspan="2">岗位信息</td><td>岗位名称</td><td>输送组长</td><td>行政级别</td><td>普通员工</td></tr>
<tr><td>隶属部门</td><td>输送项目部</td><td>现有人数</td><td></td></tr>
<tr><td>职责概述</td><td colspan="4">在输送项目部领导下，完成负责组内的日常管理工作。</td></tr>
<tr><td rowspan="8">主要职责</td><td colspan="4">1. 在经理、主管领导下，完成负责组内的日常管理工作。</td></tr>
<tr><td colspan="4">2. 负责组内应急工作与现场管理。</td></tr>
<tr><td colspan="4">3. 协助主管进行质量监督与控制，参与服务质量持续改进。</td></tr>
<tr><td colspan="4">4. 负责组内会议的组织与落实。</td></tr>
<tr><td colspan="4">5. 负责新入职员工的带教培训。</td></tr>
<tr><td colspan="4">6. 协助主管处理现场发生的突发事件、投诉、纠纷等。</td></tr>
<tr><td colspan="4">7. 协助主管做好组内工具的归位、维护、消毒工作。</td></tr>
<tr><td colspan="4">8. 每月上交工作小结。</td></tr>
<tr><td rowspan="8">质量标准</td><td colspan="4">1. 掌握组内队员的工作动态，必要时进行现场应急与协助。</td></tr>
<tr><td colspan="4">2. 现场了解员工的工作是否符合操作规程，如有违规现象，立即纠正，必要时做好相关记录并向主管报告。</td></tr>
<tr><td colspan="4">3. 每天下班前到各技诊科室巡视，了解患者的检查进度及返回情况，发现问题及时处理。</td></tr>
<tr><td colspan="4">4. 每周组织 1 次组内会议，传达通报近一周的相关情况，并做工作上的提示。</td></tr>
<tr><td colspan="4">5. 按操作规程对新员工进行岗前带教、培训，并了解新员工思想动态，评估其工作能力，因材施教。</td></tr>
<tr><td colspan="4">6. 督促组内员工对工具保养、清洁、归位、消毒。</td></tr>
<tr><td colspan="4">7. 协助主管、调度进行应急处理、查单、查报告、联系队员等工作。</td></tr>
<tr><td colspan="4">8. 协助主管处理好组内员工的关系，营造一个和谐、积极向上的工作氛围。</td></tr>
<tr><td rowspan="3">任职要求</td><td colspan="4">1. 工作积极主动，业务熟练。</td></tr>
<tr><td colspan="4">2. 服务态度好，群众基础好，服从项目管理。</td></tr>
<tr><td colspan="4">3. 初中或以上文化，有一定的沟通协调能力。</td></tr>
</table>

第六节　输送预约岗位说明书

岗位信息	岗位名称	输送预约员	行政级别	普通员工
	隶属部门	输送项目部	现有人数	
职责概述	在项目部领导下，负责住院患者检查申请单及时预约并送至相关部门。			
主要职责	1. 登记住院患者检查需预约的申请单，送前线预约中心预约检查时间，同时与相关检查科室做好协调与安排。			
	2. 已预约的申请单送至相应部门和输送中心。			
	3. 收到的申请单送到预约中心、各技诊部门或出（入）院处进行订价、审批盖章和审核。			
	4.《预约通知单》转交文本输送人员送到各病区。			
	5. 将各技诊部门临时发出检查报告收回，并做登记签收。			
质量标准	1. 周一至周五每天送申请单到预约中心或技诊部门进行预约，所有申请单要按科室分类登记，便于查找。			
	2. 有问题的申请单标识清楚后退回原科室，并做好记录。			
	3. 需审批申请单订价后交文本输送人员退回科室审批。			
	4. 预约检查单及时交文本输送人员送回科室，并在登记本上记录预约时间。			
	5. 每趟送单到技诊时，取检查报告交文本输送人员送回科室，并在技诊签收。			
任职要求	1. 工作细致认真、熟悉导检、文本、调度工作。			
	2. 服务态度良好，服从项目管理。			
	3. 初中或以上文化，书写工整。			
	4. 具备基本的电脑操作能力。			

第七节 输送导检岗位说明书

<table>
<tr><td rowspan="2">岗位信息</td><td>岗位名称</td><td>输送导检员</td><td>行政级别</td><td>普通员工</td></tr>
<tr><td>隶属部门</td><td>输送项目部</td><td>现有人数</td><td></td></tr>
<tr><td>职责概述</td><td colspan="4">在输送项目部领导下，负责接送住院患者检查、治疗、手术、转科等。</td></tr>
<tr><td rowspan="3">主要职责</td><td colspan="4">1. 负责周一至周五住院患者检查、治疗、手术的来回引导或接送。</td></tr>
<tr><td colspan="4">2. 根据检查预约时间、病区要求及时运送患者，提供相应的工具。</td></tr>
<tr><td colspan="4">3. 每天将相关技诊报告下发至所负责的病区，并做好登记签收</td></tr>
<tr><td rowspan="10">质量标准</td><td colspan="4">1. 根据导检任务，携带病区要求的输送工具，和护士一起核对患者的姓名、床号、住院号及检查项目，并做好交接。</td></tr>
<tr><td colspan="4">2. 如遇精神异常、年老体弱、痴呆、小儿、耳聋、视力障碍、语言障碍等特殊患者，检查过程须有家属陪同。</td></tr>
<tr><td colspan="4">3. 如患者拒绝、不配合检查或预约时间有改变须及时告知护士。</td></tr>
<tr><td colspan="4">4. 输送途中注意安全，多与患者沟通。</td></tr>
<tr><td colspan="4">5. 确保操作安全和符合医疗规范，推车床上、下斜坡时，患者头部要处在高一端位置</td></tr>
<tr><td colspan="4">6. 到达技诊部门时，要履行告知责任，与患者及家属、驻守员、医护人员三方交接。</td></tr>
<tr><td colspan="4">7. 手术、危重患者输送时，必须有医护人员跟随陪同运送并关注病情变化。</td></tr>
<tr><td colspan="4">8. 接送患者手术（含导管、介入、放射治疗）、转科等，担架上要铺被子或被单，不允许用“光板床”接患者；送回的患者身体应盖上被子或被单。</td></tr>
<tr><td colspan="4">9. 患者检查完后及时接患者回病区，并和护士交接。</td></tr>
<tr><td colspan="4">10. 输送高危、传染患者一定要用专用工具，按规定的路线行走和使用专梯，工具使用完要用含有效氯 2000mg/L 的消毒液浸泡或擦拭消毒。</td></tr>
<tr><td rowspan="3">任职要求</td><td colspan="4">1. 工作认真、责任心强。</td></tr>
<tr><td colspan="4">2. 能吃苦耐劳，服务态度良好，服从管理。</td></tr>
<tr><td colspan="4">3. 初中或以上文化，沟通能力较强。</td></tr>
</table>

第八节　输送驻守岗位说明书

<table>
<tr><td rowspan="2">岗位信息</td><td>岗位名称</td><td>输送驻守员</td><td>行政级别</td><td>普通员工</td></tr>
<tr><td>隶属部门</td><td>输送项目部</td><td>现有人数</td><td></td></tr>
<tr><td>职责概述</td><td colspan="4">在输送项目部领导下，完成所负责技诊检查部门所有住院患者的接待、照看、解释等协调工作。</td></tr>
<tr><td rowspan="6">主要职责</td><td colspan="4">1. 负责到达技诊部门的住院患者的接待、照看、解释等协调工作。</td></tr>
<tr><td colspan="4">2. 负责技诊检查部门现场秩序维护与应急工作。</td></tr>
<tr><td colspan="4">3. 做好与导检员、患者三方的当面交接。</td></tr>
<tr><td colspan="4">4. 负责所有住院患者检查叫名、排队、协助推入推出检查室并过床。</td></tr>
<tr><td colspan="4">5. 不定时到各技诊诊室及候诊区巡视，了解患者的检查进度及返回情况，发现问题及时处理。</td></tr>
<tr><td colspan="4">6. 为检查完的患者做回程指引，指引患者返回或联系导检员接回。</td></tr>
<tr><td rowspan="9">质量标准</td><td colspan="4">1. 掌握技诊检查部门候诊患者适时动态，必要时进行现场应急与协助。</td></tr>
<tr><td colspan="4">2. 维持现场秩序，为候诊住院患者提供接待、照看、安抚、解释及协调工作，为患者提供适时帮助。</td></tr>
<tr><td colspan="4">3. 适时调控候诊患者人数，及时反馈现场的人流状况。</td></tr>
<tr><td colspan="4">4. 原则性强，能制止队员插单、插队、交接不清等不良行为，文明服务。</td></tr>
<tr><td colspan="4">5. 发现有问题申请单及时通知病区修改。</td></tr>
<tr><td colspan="4">6. 发现申请单已登记好而叫不到患者的，及时通知导检员或告知主管。</td></tr>
<tr><td colspan="4">7. 协助主管、调度进行应急处理、查单、查报告、联系队员等工作。</td></tr>
<tr><td colspan="4">8. 给患者做回程指引，引导患者到电梯口，并通知导检员跟踪接送患者回病区；紧急情况协助送患者回病区。</td></tr>
<tr><td colspan="4">9. 下班前扫尾，巡查有无患者没检查完，做好交待；有无遗漏报告、病历、已登记未检查的申请单等。</td></tr>
<tr><td rowspan="3">任职要求</td><td colspan="4">1. 工作积极主动，业务熟练。</td></tr>
<tr><td colspan="4">2. 服务态度好，服从项目管理。</td></tr>
<tr><td colspan="4">3. 初中或以上文化，有一定的沟通协调能力。</td></tr>
</table>

第九节 输送药物岗位说明书

<table>
<tr><td rowspan="2">岗位信息</td><td>岗位名称</td><td>药物输送员</td><td>行政级别</td><td>普通员工</td></tr>
<tr><td>隶属部门</td><td>输送项目部</td><td>现有人数</td><td></td></tr>
<tr><td>职责概述</td><td colspan="4">在输送项目部领导下，负责及时、准确、安全、有效地输送病区所需药品。</td></tr>
<tr><td rowspan="2">主要职责</td><td colspan="4">1. 负责把责任区域内科室所需要的各种药品（口服药、针剂、处方药、中成药、中药、大输液）从药房送往病区。</td></tr>
<tr><td colspan="4">2. 负责将病区退药送往药房。</td></tr>
<tr><td rowspan="8">质量标准</td><td colspan="4">1. 按规定时间数次行圈。</td></tr>
<tr><td colspan="4">2. 收精麻药处方时核对清楚处方信息，并将空安瓿一起收回。</td></tr>
<tr><td colspan="4">3. 履行登记交接手续。从药房领取药品须记录出药时间，药品送到病区要和护士签收流水号，并注明送达时间。</td></tr>
<tr><td colspan="4">4. 与病区、药房“两头”是“包裹”式的整体交接；病区及时做好药物的签收，并在 1 小时内清点药物数目，如有异议及时与药房沟通。</td></tr>
<tr><td colspan="4">5. 对于贵重、抢救急用药、精麻药由药房、输送中心、病区严格执行签收制度及履行口头告知提醒义务。</td></tr>
<tr><td colspan="4">6. 上午、下午各退药一次，退药实行“包裹”式的整体性、密封性交接。</td></tr>
<tr><td colspan="4">7. 输送员负责和确保运送途中药物的安全，不碰撞、挤压、摔落药物。药物不离开输送员视线。</td></tr>
<tr><td colspan="4">8. 实施急药急送，紧急药物在药房发出后须及时送到病区。</td></tr>
<tr><td rowspan="3">任职要求</td><td colspan="4">1. 工作认真细致、责任心强。</td></tr>
<tr><td colspan="4">2. 服务态度良好，服从管理。</td></tr>
<tr><td colspan="4">3. 初中或以上文化，沟通能力较强。</td></tr>
</table>

第十节　输送文本岗位说明书

<table>
<tr><td rowspan="2">岗位信息</td><td>岗位名称</td><td>文本输送员</td><td>行政级别</td><td>普通员工</td></tr>
<tr><td>隶属部门</td><td>输送项目部</td><td>现有人数</td><td></td></tr>
<tr><td>职责概述</td><td colspan="4">在输送项目部领导下，负责及时、准确地输送病区各类文书、标本、报告。</td></tr>
<tr><td rowspan="2">主要职责</td><td colspan="4">1. 每日负责把责任区域的检验标本，准确分送到相应的检验部门。</td></tr>
<tr><td colspan="4">2. 将需要审批的检查申请单等医疗文书收回中心或送相关部门，取回各检验部门的报告单下发到病区。</td></tr>
<tr><td rowspan="7">质量标准</td><td colspan="4">1. 依照规定趟次、时间每天数次行圈。</td></tr>
<tr><td colspan="4">2. 履行登记交接手续。收送需预约的检查申请单、会诊单、死亡单等文书，送入的各种检查、检验报告均要登记并与病区签收。</td></tr>
<tr><td colspan="4">3. 血气、病理、配血等重要标本，除在病区接收时与病区核对登记外，送达检验部门时，同样须详细地登记与交接确认。</td></tr>
<tr><td colspan="4">4. 血标本均须逐一扫描，确认送达。</td></tr>
<tr><td colspan="4">5. 规范使用输送标本工具，急标本与非急标本要分开存放，标识清晰。</td></tr>
<tr><td colspan="4">6. 严禁戴手套按电梯。</td></tr>
<tr><td colspan="4">7. 输送高危、传染患者的标本，要使用密封容器，专人专送，并严格履行交接、签收手续</td></tr>
<tr><td rowspan="3">任职要求</td><td colspan="4">1. 工作认真细致、责任心强。</td></tr>
<tr><td colspan="4">2. 服务态度良好，能服从管理。</td></tr>
<tr><td colspan="4">3. 初中或以上文化，文字书写工整。</td></tr>
</table>

第十一节　输送机动岗位说明书

<table>
<tr><td rowspan="2">岗位信息</td><td>岗位名称</td><td>机动输送员</td><td>行政级别</td><td>普通员工</td></tr>
<tr><td>隶属部门</td><td>输送项目部</td><td>现有人数</td><td></td></tr>
<tr><td>职责概述</td><td colspan="4">在输送项目部领导下，完成调度安排的各项临时工作。</td></tr>
<tr><td rowspan="2">主要职责</td><td colspan="4">1. 全天执行调度或主管随机安排的零散杂项、应急、勤杂、气体等输送工作。</td></tr>
<tr><td colspan="4">2. 执行项目安排的各种专项固定输送工作。</td></tr>
<tr><td rowspan="3">质量标准</td><td colspan="4">1. 以下情况必须向调度中心报告：
①在指定的位置待命或在原地已间隔 10 分钟没有接到指派的。
②受客观因素影响，所受理的任务不能在 20 分钟到达受理点或因工具等问题妨碍执行时间的。
③执行病理、配血、血气、输液反应、死亡资料等任务。
④其他因特殊原因超过承诺时效指标半小时或被病区催促 3 次以上的任务。</td></tr>
<tr><td colspan="4">2. 如机动（临时）队员执行文本、导检（含患者输送）、药物、固定物品（含补液）岗位等任务的，则遵照相关的操作规程和职责要求操作。</td></tr>
<tr><td colspan="4">3. 完成工作后须向调度及时反馈或回中心待命，不得在外逗留。</td></tr>
<tr><td rowspan="3">任职要求</td><td colspan="4">1. 工作认真、责任心强，业务熟练。</td></tr>
<tr><td colspan="4">2. 能吃苦耐劳，服务态度良好，服从管理。</td></tr>
<tr><td colspan="4">3. 初中或以上文化，沟通能力较强。</td></tr>
</table>

第十二节 输送导检组注意事项

1. 严格遵守医院及公司各项规章制度和工作流程，按时打卡上下班，对于违反规定者一律按章处罚。

2. 严格按预约时间或规定时间段带检，一次带检人数步行不得超过 5 人，轮椅或车床不得超过 3 个。

3. 患者检查前，须核对患者科室、床号、姓名、住院号、检查项目等。

4. 带患者检查须和病区书面交接，由病区确定输送工具，带患者时在病区做好交待，送检途中不能离开患者，到技诊部门要做好交接；所带出患者下班前要跟进返回情况，如发现患者病情变化要做应急处理。

5. 如遇年老、病重、行动不便、听力或视力障碍、语言不通等患者要特别留意，使用留言条并负责接回病区。病重病危患者须有医务人员陪同。

6. 保证服务质量，特别注意服务态度，保持手机通迅正常，上班时间内应完成的工作不得推卸和拖拉，不得以时间不够等原因拒绝完成；调度临下班时安排的任务，原则上在当班时间内必须完成。

7. 组内要互相配合，解决忙闲不均情况。如组内无法解决，要求调度协助解决的任务，须扣除相应绩效。

8. 负责该科室所有输送工作，如遇新增床位、工作量增加等属于职责范围，必须服从安排，不得推卸和提出其他要求。

9. 凡送检、送物品和报告，须在病区要登记并与护士交接；不能让患者自己拿单去检查，并按要求使用相应输送工具，做完检查要接回患者。

10. 上班时间不能看手机视频或玩游戏，不能相互打闹。

11. 自行负责车床、轮椅的保养、清洁、管理。如轮椅丢失或因个人原因导致的医疗纠纷、事故，所涉及的赔偿由队员负责。

12. 员工之间要团结协作，互相配合。

第十三节　输送文本组注意事项

1. 严格遵守各项规章制度和工作流程，对于违反规定者一律按章处罚。

2. 每天按时间、趟次行圈。

3. 所有会诊单、审批单、检查报告、检验报告等都要登记签收，对未履行登记签收所造成的事故、纠纷、赔偿，输送员工应负相应责任，当天的审批单和报告都必须当天按趟次发完。

4. 所有病理标本、配血、血液室标本、药理标本等的收送都必须登记，签全名，急标本、血气、特殊要求标本、急单等要急送。

5. 病理标本由病区登记，在病区签名后再拿走。如发现问题标本或问题申请单，要及时告之病区医护人员。

6. 注意易倾泄标本（如用无菌管活塞标本）的收送，防泄漏；个别病区特殊标本勿漏收。

7. 急标本与常规标本必须分开存放，密封输送，收标本时要轻拿轻放，禁止整筐倾倒，运送过程标本不能离开视线范围内。

8. 标本须按规定要求每支扫描，确认送达，其他标本须每趟及时送完，严禁私自留在检验科前台，等其他队员中转。

9. 如果发生标本倾泄，要按应急流程处理，并及时上报。

10. 上班时间不能看手机视频或玩游戏，不能相互打闹。

11. 员工之间要团结协作，互相配合。

第十四节　输送药物组注意事项

1. 严格遵守各项规章制度和工作流程，对于违反规定者一律按章处罚。

2. 严格按行圈时间送药。

3. 所有药物均须登记流水号，对未履行登记签收所造成的纠纷、输送员工应负相应责任。注意药物输送安全，轻拿轻放，送药过程要做到药不离人，用完的登记本要统一保管，方便查药。

4. 所有急药 15 分钟送到病区，其他各趟药物按时运送。

5. 所有临时贵重药物，须当面与护士核对，并签收。

6. 药篮、药盒不得擅自乱改标签。

7. 精麻药物处方必须有本院医生签名盖章，患者资料要齐备，如科室、床号、姓名、住院号、身份证号码、用法等均需填写完整，是针剂的一定要注明，并附有空安瓿一并送回药房，凡处方不合格者，退回病区要做好记录，如有修改，医生应在修改处签名。

8. 药房发出的精麻药，组长要统一登记科室、药名及数量备案，送药队员必须登记流水号及精麻药名称及数量，送回病区必须当面与医护人员交接核对并签名。

9. 每天下班前，都要将各科室的药篮和针剂盒收回药房，并按内科、外科分类摆在柜子内，临下班前要注意清理台面、药篮和药盒内，看有无遗漏药物或处方。

10. 每日清洁药车，保持区域整洁干净。

11. 每天下班前检查药物篮内有无遗漏药物。

12. 上班时间不能看手机视频或玩游戏，不能相互打闹。

13. 员工之间要团结协作，互相配合。

第十五节　输送机动组注意事项

1. 严格遵守各项规章制度和工作流程，对于违反规定者一律按章处罚。

2. 严格遵守带检流程和各项操作规范，如：交接签收制度、单次带检人数、按规定使用输送工具、患者病情变化应急处理，标本扫描、报告和药物签收制度等导检、文本、药物所有的流程和规定。

3. 在指定位置待命，如在原地已相隔 10 分钟没有接到指派任务，要向调度报告。

4. 受客观因素影响，所受理的任务不能在 20 分钟内到达受理点或因工具等问题妨碍执行时间的，或到达目的地任务临时有改变的，必须向调度报告。

5. 保证服务质量，绝对服从调度安排，禁止顶撞调度，注意服务态度。

6. 保持手机通迅正常，注意工作效率，上班时间内工作不得推卸和拖拉；不得因工作繁忙、时间不够等原因拒绝完成；调度临下班时安排的任务，要按时完成。

7. 收标本要看清检验项目，不上班的部门标本不能收，禁止收标本时用手套、垃圾袋装标本，科室的重抽标本必须在检验科登记。

8. 凡送检查、送物品必须在病区登记，与护士交接。特别贵重物品要和病区作交待。

9. 搬运物品时注意人身安全、财物安全、所领试剂（危险品）的安全，搬物品时不能太急躁，轻拿轻放，避免碰撞他人，损坏物品。

10. 推机推床要注意安全，不能同时推 2 台机器，不要撞物或撞到人。

11. 送氧气注意看清氧气种类、剂量，安全输送，收据要填写规范，双方都要签名。

12. 危重症患者送检，带大氧瓶等监护仪器的，要注意氧气和仪器的安全性，注意方式方法，送检过程不可过快。

13. 患者送检查时按要求使用相应输送工具，做完检查要接回，工具使用完要及时归位。

14. 上班时间不能看手机视频或玩游戏，不能相互打闹。

15. 员工之间要团结协作，互相配合。

第五章
医疗输送服务工作流程

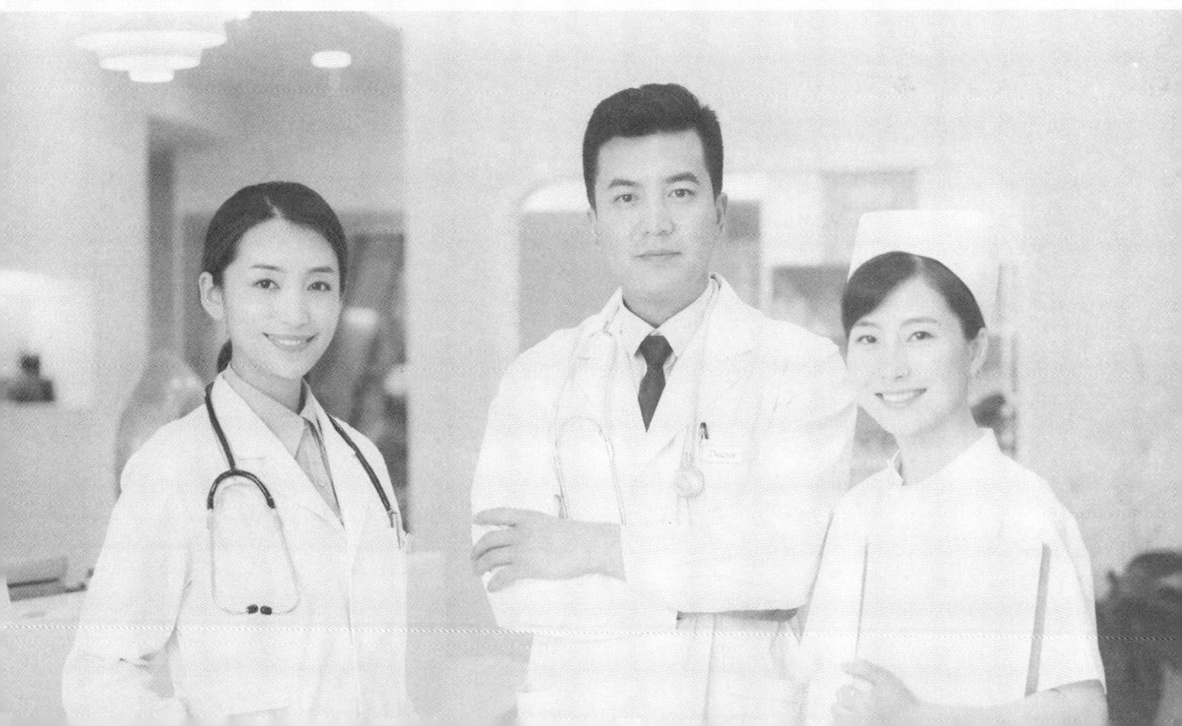

第一节　患者检查申请单预约流程

患者检查申请单预约流程

医生开申请单

- 开电脑单。
- 开手写单。
- 需预约的先送单预约时间。
- 不需预约的直接带患者。

各部门预约

- 文本员工收申请单后交调度中心，预约员登记后送单预约。
- 不需审批的申请单直接交预约中心预约。
- 需审批的订价、盖章后退回病区，交家属回原单位审批。
- 审批后交回病区由输送员送财务审核后预约。
- 如医生临时安排患者急诊检查，须电话预约后通知输送员。

检　查

- 输送员根据预约单预约的时间带检患者。

第二节　患者外出检查安全输送流程

患者外出检查安全输送流程

备　物	·根据检查单的备注或医务人员的要求准备合适的输送工具。 ·评估、检查输送工具性能。
核　对	·报告责任护士，与护士床边核对患者床号、姓名、住院号、检查项目等。 ·交代注意事项，护士做好患者外出检查相关准备。 ·填写《患者外出交接登记本》相关内容，做好书面交接。
运　送	·规范操作，确保患者安全。 ·发现患者病情有变或主诉不适，立即启动《输送途中患者病情突变处理流程》。
送　达	·与驻守队员（放射科、B超室、CT/MR室等）或技诊人员及患者当面交接，告知患者候检期间，如有不适，立即告知驻守队员或技诊人员。 ·交代患者检查完后返回病区的联系方式。
接　回	·报告护士，床边交接班。 ·护士签名确认患者返回时间。 ·工具按需清洁或消毒后方可归位。

备注

1. 严禁使用不规范的输送工具。
2. 病重、病危患者须有医务人员陪同；带有管道或骨折的患者过床须有医护人员指导及协助。
3. 对于精神疾患、老年痴呆、小孩、眼疾等特殊患者，要求家属陪同。

第三节 药物输送流程

药物输送流程

开处方

- 病区开电脑处方。
- 毒麻药须开手写红处方，要准备空安瓿。
- 夜间拿药须开电脑处方和手写处方。

药房发药

- 药房接收处方，打印发药清单。
- 药房发药、核对、打包、封口交输送驻守员。
- 驻守员在发药窗口准备药袋、药篮，协助整理装车。

药物输送

- 驻守员接收药物、登记出药时间。
- 驻守员按区域分类药物，交各区输送员。
- 输送员整理药物，登记流水号、科室、送药时间。
- 特别贵重药品和毒麻药须另外注明。

送 达

- 输送员送各科药物到病区，与护士交接、签收。
- 收药篮、药袋、药盒，收红处方、空安瓿。
- 上午、下午各退药 1 次。

第四节　药品破碎处理流程

药品破碎处理流程

收到反馈

- 反馈来源：现场发现药品破碎、病区发现药品破碎情况。
- 报告上级和病区护士长或药房。
- 做简单处理，破碎药品留下样品、包袋。

紧急处理

- 主管第一时间到达现场掌握情况，寻找破碎原因。
- 留下事发地点图片和药品样品，作为依据。
- 了解包装是否潮湿，药品存放具体位置和输送经过。

分析处理

- 仔细分析破碎的原因，寻找可靠依据和理由。
- 临床医疗输送服务管理科、药房、病区三方沟通，商讨解决方案。

记录总结

- 记录事件经过，内部总结整顿。

第五节　医疗文书、标本输送工作流程

医疗文书、标本输送工作流程

病　区

- 医生开医嘱，护士核实，采集血标本后扫描确认。
- 医生开检查申请单。
- 急送标本、急送医疗文书电话通知输送员。

输送员

- 在调度中心取回报告、预约单及病区存在问题的申请单。
- 按规定时间行圈，扫描收取标本，以及需预约的申请单。
- 分类登记，标本分格放置，申请单分类整理。
- 预约申请单交预约员。

送达检验科

- 送标本至相应检验部门，检验科标本须扫描，病理、配血等特殊标本须登记签收。

返　回

- 试管、验单送病区。
- 相应申请单送对应科室。
- 整理登记各种检查检验报告、预约单、每日清单等送回病区签收。

第六节　标本规范交接流程

标本规范交接流程

护士采集

· 护士执行、采集血标本后，扫描确认，打包放置在相应标本框内。
· 急诊标本、非急诊标本、特殊标本分开放置。

输送员收取

· 病区：输送员扫描收取。
· 门诊：输送员按时间段电脑一键确认。
· 如发现数量不对时，应立即告知护士，查找原因。

输送送达

· 输送员携标本送至相应检验部门。
· 扫描标本，确认送达（特殊标本无扫描的要登记）。
· 标本当面与检验科工作人员交接。

检验科接收

· 检验科接收标本，确认接收时间。

第七节 病理标本交接流程

病理标本交接流程

医生采集

- 医生开电脑申请，病区设立专用病理标本登记本。
- 医生采集病理标本，在病区登记本上登记患者姓名、检验项目、标本份数、发出时间并签名。
- 医生将病理标本连申请单放在护士站指定标本框，冰冻病理标本须电话通知输送员。

输送员收取

- 输送员按时间段到病区收取病理标本，在病理标本登记本上核对、签名，确认收取。
- 如发现问题或数量不对立即告知护士，查找原因。
- 病理标本分格竖立放置在密封篮并分类输送。

输送送达

- 输送员送标本及申请单至病理科。
- 与病理科工作人员当面核对标本并签名接收，确认送达。
- 标本交给前台工作人员。

接　收

- 病理科接收标本，确认接收时间。

第八节　高致病性病原微生物样本输送流程

高致病性病原微生物样本输送流程

准　备

- 标本容器：结实、防水、防泄漏、密封、有间格。
- 人员：输送员按要求穿工作服、戴手套、戴口罩。

包　装

- 输送员戴上手套，打开标本容器盖，将病区采集好的标本放入标本容器内，盖上盖子，脱去手套置于医疗垃圾桶内，并注意手的卫生。
- 放置标本时注意固定、瓶口向上、防止彼此碰撞。

输　送

- 将标本平稳送至相关检验部门，输送途中不得戴手套接触电梯按键、门把等公共场所的物表。

交　接

- 输送员戴上手套将标本放置于检验部门指定的容器内，接收人员扫描确认标本送达，特殊标本做好交接登记，脱去手套置于医疗垃圾桶内，注意手卫生。

污物处理

- 标本容器用含有效氯 2000mg/L 的消毒液浸泡消毒，作用 30 分钟后再用清水擦拭，晾干备用。

备 注

1. 本流程适用于高致病性病原微生物菌（毒）种或样本的输送管理工作。
2. 输送人员须经过相关的生物安全知识培训。
3. 输送人员不得私自开启包装。

第九节　手术室新鲜病理标本送检流程

手术室新鲜病理标本送检流程

术中整块切除物

- 手术医师及时填写病理申请单。
- 手术护士核对、封装、贴标签，登记。

输送员收取

- 输送员收取病理标本，在病理标本登记本上核对、签名，确认收取。
- 如发现问题或数量不对立即告知护士，查找原因。
- 病理标本分格竖立放置在密封篮并分类输送。

输送送达

- 输送员送标本及申请单至病理科。
- 病理科工作人员当面核对并签名接收。
- 确认送达。

接　收

- 病理科接收标本，确认接收时间。

第十节　手术室保存标本送检流程

手术室保存标本送检流程

术中整块切除物

↓

手术医师及时填写病理申请单

↓

手术医生核对、封装、贴标签，登记

↓

手术室护士检查、核对

↓

输送人员按时将标本、病理申请单送往病理科

↓

病理科接收

第十一节 标本送省（市、区）预防控制中心检测流程

标本送省（市、区）预防控制中心检测流程

标本需送省（市、区）疾病预防控制中心检测

病区

1. 填写《送检单》并负责采样；
2. 通知输送中心员工收样。

↓

输送员工：

1. 做好标本、《送检单》交接；
2. 标本送检后做好姓名及受理编号的登记。

↓

结果查询：

1. 科室可咨询输送员工获取受理编号自行上网查询检验结果；
2. 纸质报告按规定时间由输送员工领回并送到送检科室。

门诊

1. 开单医生打印并填写《送检单》；
2. 通知患者到门诊抽血室采样。

↓

门诊抽血室护士：

1. 做好采样工作；
2. 通知输送中心收样。

↓

输送员工：

1. 做好标本、《送检单》交接；
2. 标本送检后做好姓名、受理编号和患者电话的登记并报告预防保健科。

↓

结果领取：

1. 纸质报告按规定时间由输送员工领回并送到院感科；
2. 由院感科通知患者领取报告。

急诊

1. 开单医生打印并填写《送检单》；
2. 通知患者到急诊治疗室采样。

↓

急诊护士：

1. 做好采样工作；
2. 通知输送中心收样。

↓

输送员工：

1. 做好样本、《送检单》交接；
2. 标本送检后做好姓名、受理编号的登记。

↓

结果领取：

1. 纸质报告按规定时间由输送员工领回并交还到急诊；
2. 由急诊通知患者领取报告。

第十二节　输送多重耐药菌（MDRO）患者处理流程

输送多重耐药菌（MDRO）患者处理流程

识别
- 床单元挂有“接触隔离”标识。

准备
- 物品准备。
- 戴手套、戴口罩、输送员须穿隔离衣。
- 患者床单位配置快速手消毒剂。

输送患者
- 输送 MDRO 患者时，原则上推病床送检，带黄色垃圾袋、床单。
- 如用轮椅、车床输送，须配快速手消毒液。

防护
- 输送员在处理患者伤口、导管、血液、体液污染的物品时必须戴手套。
- 直接接触患者前后（喂食、扶送上厕所等）。
- 实施操作前后。

工具消毒
- 患者使用后的输送工具立即用 2000mg/L 有效氯消毒液擦拭消毒。
- 病区配置专用清洁消毒用具。

患者物品处理
- 生活垃圾丢入双层黄色医疗垃圾袋。
- 床上用品丢入双层黄色医疗垃圾袋。

第十三节 轮椅搬运患者操作流程

轮椅搬运患者操作流程

检查准备

· 检查轮椅是否完好，将轮椅推至床边，帮患者穿好鞋袜、搀扶患者下床。

拉起手闸

· 拉起手闸，固定车轮，员工则须站在轮椅后面固定轮椅，防止前倾。

翻踏脚板

· 让患者坐好后，扣好安全带，翻下踏板，脚踏在踏脚板上。

保证安全

· 推轮椅时，嘱患者手扶轮椅扶手，尽量靠后坐，勿向前倾或自行下轮椅，下坡时要减慢速度，并注意观察患者面色表情等有无改变。

缓慢下椅

· 扶患者下轮椅时要固定轮椅，翻起踏脚板后，再扶患者下轮椅。

注意保暖

· 天气寒冷时推患者出门要备毛毯将上身及腰部围好，脱鞋后用毛毯将双下肢和两脚包裹好。

第十四节　平车挪动患者操作流程

平车挪动患者操作流程

检查准备

· 检查平车是否完好，床罩是否整洁，通知医护人员指导协助。

平车靠床

· 推平车紧靠床边，固定好平车和病床刹车，将盖被平铺于平车上，帮助患者移向床边。

挪动患者

· 帮助患者将上身、臀部、下肢顺序地向平车挪动，使患者平躺。

盖被露头

· 用盖被包裹患者，露出头部，上层边缘向内折叠，使之整齐。

第十五节　单人搬运患者操作流程

单人搬运患者操作流程

检查准备
- 检查平车是否完好，床罩是否整洁，通知医护人员指导协助。

平车靠床
- 将平车推至床尾，使平车头端和床尾成钝角，固定好平车和病床刹车。

解　释
- 向患者解释以取得合作，松开盖被，协助患者穿衣。

挪动患者
- 输送员一臂自患者腋下伸至肩部外侧，另一臂伸入患者大腿下。将患者双臂交叉于搬运者颈后，托起患者移步。
- 转身将患者轻放于平车上。

盖被露头
- 用盖被包裹患者，露出头部，上层边缘向内折叠，使之整齐。

备注

1. 搬运时，动作应轻稳准快，协调一致，速度适宜，确保患者安全、舒适。
2. 推车时，员工应在患者头侧，以便观察病情；平车上、下坡时，患者头部应在高处端；平车一端为大轮时，患者头部应卧在大轮端。
3. 患者输液或有引流管，须保持管道通畅。
4. 搬运骨折患者必须有医护人员在场协助并指导，固定好骨折部位；车上垫木板。
5. 推送过程中，密切观察患者的面色、呼吸、神志等，发现异常及时报告医务人员。

第十六节　两人或三人搬运患者操作流程

两人或三人搬运患者操作流程

检查准备

- 检查平车是否完好，床罩是否整洁，通知医护人员协助指导。

平车靠床

- 将平车推至床尾，使平车头与床尾成钝角，固定好平车和病床刹车。

两人搬运法

- 两人搬运时，甲一手臂托起患者颈部、另一手臂托住患者腰部。
- 乙一手托起患者臀部，另一手托住患者腘窝。

三人搬运法

- 三人搬运时，甲托住患者头部、肩胛部。
- 乙托住患者背部、臀部。
- 丙托住患者腘窝、腿部。

合适卧位

- 合力抬起患者、使患者身体稍向自己倾斜，同时移步转向平车，将患者轻放于平车上，盖好盖被。

备 注

1. 搬运时，动作应轻稳准，协调一致，速度适宜，确保患者安全、舒适。
2. 推车时，员工应在患者头侧，以便观察病情；平车上、下坡时，患者头部应在高处端；一端为大轮时，患者头部应卧在大轮端。
3. 患者输液或有引流管，须保持管道通畅。
4. 搬运骨折患者必须有医护人员在场协助并指导，固定好骨折部位；车上垫木板。
5. 推送过程中，密切观察患者的面色、呼吸、神志等，发现异常及时报告医务人员。

第六章
医疗输送服务应急流程

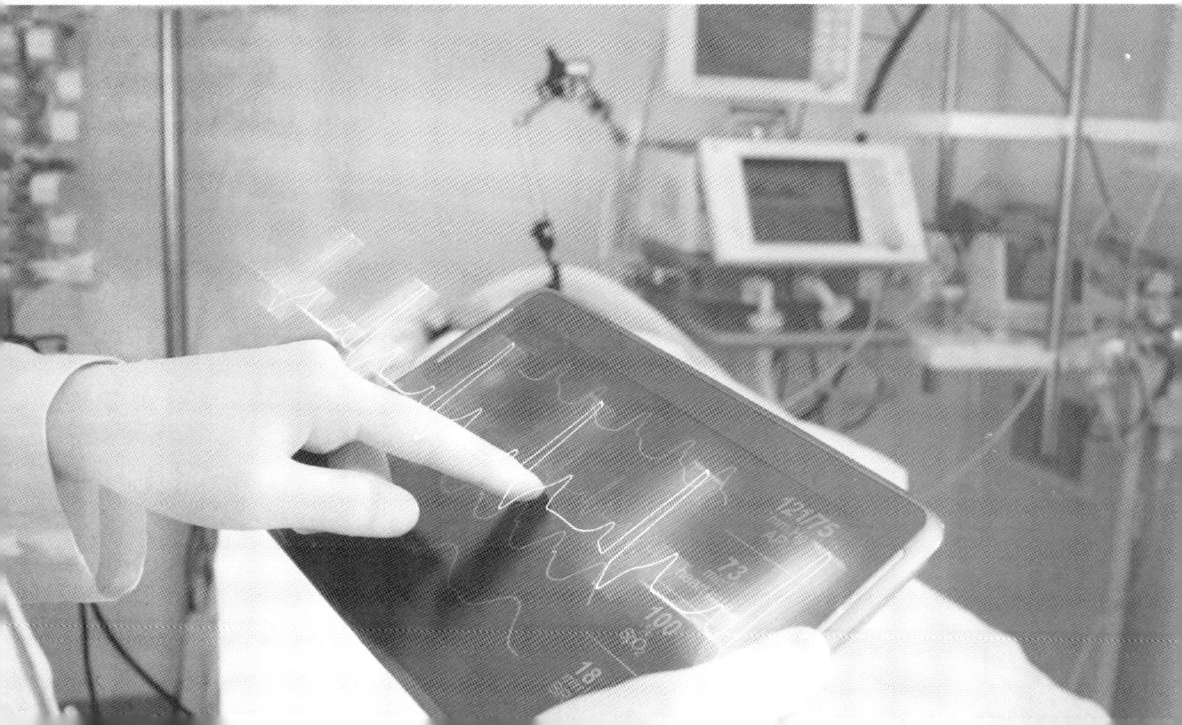

第一节 输送投诉应急处理流程

输送投诉应急处理流程

发生投诉

- 接到投诉，记录投诉原因及投诉人信息：科室、姓名、床号或电话。
- 向主管或经理报告。
- 主管或经理根据事件性质向临床医疗输送服务管理科报告。

情况调查

- 主管快速到达现场。
- 调查掌握真实情况（员工、投诉人、患者、旁观者），认真倾听对方意见，并做好记录。
- 向经理或医疗输送管理科报告。

处理措施

- 有效沟通：初步判断投诉原因，如因沟通故障、态度不佳或技能水平低下等引起，立即加强沟通、消除误会，取得谅解。
- 积极补救：优先安排好未完成的、急待处理的现场工作，如安排患者检查、伤员抢救等，以稳定投诉人情绪。
- 征求投诉者最终意见并带回科室讨论。

结果反馈

- 当事员工写书面事件经过。
- 涉及医院其他处室，与其他处室协调沟通。
- 科室组织讨论，分析原因，提出处理意见和整改措施。
- 向投诉人反馈处理意见，并跟进处理效果。

总　结

- 分析投诉环节及原因，提出有效整改措施，总结教训。
- 记录并整理事件经过，保存相关资料。

第二节　医疗输送突发事件应急流程

医疗输送突发事件应急流程

发生事故

- 发生紧急事件如火灾、水灾、地震、传染病疫情、生化、恐怖袭击事件、重大医疗抢救或接上级通知作应急准备。
- 立即向经理或主管报告，通知在岗队员迅速赴现场协助。
- 主管向监管科室及公司上一级领导报告。
- 相关主管、经理、医疗输送管理科负责人第一时间赶赴现场。

处理过程

- 调度或主管安排队员第一时间赶赴现场，协助应急抢救。
- 经理或主管 20 分钟内到现场协调，途中通知就近骨干队员紧急集结。
- 安排队员准备输送应急工具。
- 安排队员协助医院抢险救灾。
- 现场经理到位、调度中心留熟练主管统一调配。

处理结果

- 做好善后处理，工作不留首尾、工具清点归位。
- 清点队员归队情况。
- 记录事件经过，登记出勤情况。
- 安排好输送正常工作。

调查、总结

- 分析事故原因、处理过程、存在问题、总结经验。
- 奖励先进，违规者追究责任。
- 书面总结报告。

第三节 输送途中患者病情变化处理流程

输送途中患者病情变化处理流程

患者主诉或发现不适

- 注意观察患者脸部的表情或主诉不适，如：突然脸色苍白、气喘、呼吸困难、烦躁不安、抽风、晕倒等。

寻求临近科室协助

- 及时告知在场陪同医护人员。
- 就近找医生、护士处理，并告之输送员身份。
- 拨打院内急救电话求救，向对方报告事发地点。

报 告

- 联系患者所在病区，问对方工号，报告事发地点及患者姓名、床号，通知当班医生或护士到场。
- 向输送主管或调度中心报告。
- 主管接通知后第一时间赶赴现场，并向经理及医疗输送管理科报告。
- 协助医生送患者回病区。如现场无车床，由调度中心启用应急车床或轮椅。

记 录

- 输送员要写事件的书面经过。
- 主管要记录好各个时间点的详细细节，必要时保留相关依据。
- 科内分析案例，总结经验。

第四节　输送途中标本倾泄应急处理流程

输送途中标本倾泄应急处理流程

标本倾泄
- 打开标本倾泄应急处理包。
- 戴口罩、戴双层手套（先薄膜后乳胶）。

现场处理
- 用镊子移除玻璃或塑胶碎片。
- 用消毒粉撒盖溅洒区，充分消毒。
- 用擦手纸将污染区擦干净。

废弃物处理
- 将废弃物装于双层黄色垃圾袋。
- 投入感染性废物桶内（无玻璃碎片）。
- 有玻璃碎片则投入锐器箱（联系就近病区取用锐器箱）。

报　告
- 报告病区护长；采取积极补救措施。
- 逐层汇报；采取积极的事后处理。

总　结
- 科室组织讨论分析事件发生的环节、原因。
- 提出有效整改措施，避免类似事件再次发生。

备 注

应急包内物品：口罩 1 个、薄膜手套 1 对、乳胶手套 1 对、擦手纸 4 张、镊子 1 把、黄色垃圾袋 2 个、强力消毒剂 1 包。

第五节 患者检查途中坠床、跌倒应急流程

患者检查途中坠床、跌倒应急流程

评估

- 检查受伤部位、受伤程度。
- 摔伤地点、准确时间、工具编号及状况。
- 寻找目击证人。

应急处理

- 就近通知医务人员到场协助处理。
- 妥善安置和安抚患者，做好患者和家属的解释工作。
- 协助医务人员做好相关处理。

报告

- 同时报告相关病区、主管（5分钟内到场）。
- 主管评估现场后向上级报告。
- 根据需要选择合适工具。

回程

- 协助医务人员护送患者回病区。
- 密切注意患者病情变化。
- 遵守导检操作流程。

交接

- 与当班护士、护士长做好交接。
- 在交接本上注明返回时间，并签名。

总结

- 当事员工写详细事件经过，管理人员做好详细过程记录，留下有效的证据材料。
- 组织全科人员讨论分析发生的原因。
- 提出改进措施，避免类似事件再次发生。

第六节　患者转院途中意外事件处理流程

患者转院途中意外事件处理流程

病情评估

- 患者出现意外，受伤或病情明显改变。
- 家属、其他人员意外受伤或突发急病。

转运途中

- 如患者出现意外，立即电话联系原病区。
- 同时向主管或经理报告。
- 主管或经理根据事件性质向监管科室报告。

应急处理

- 按病区医生指引处理。
- 转运车辆以优先到达急诊抢救患者为原则，就近治疗。
- 紧急情况可呼叫120。

交　接

- 送达目的地，做好交接班。

总　结

- 当事员工写详细事件经过，管理人员做好详细过程记录，留下有效的证据材料。
- 分析事故原因、处理过程、存在问题、总结经验。

第七节　患者自杀应急流程

患者自杀应急流程

发现自杀
- 立即呼叫医务人员并上报主管或经理。
- 保护现场。

处　理
- 协助医务人员做好抢救及对症处理。
- 协助妥善保管患者物品，贵重物品经两人清点确认后签名交科室或保卫科。

上　报
- 公司主管以上人员上报监管科领导。

记　录
- 详细如实反映事情经过并记录。

备注

如事件与输送人员无关，则在协助医务人员做好抢救措施，物品经两人清点确认后终止该流程。

第八节　患者院内失踪应急流程

患者院内失踪应急流程

患者失踪

- 发现患者不见，立即通知医务人员及公司主管或经理。

主动寻找

- 详细描述患者姓名、性别、年龄及外貌特征，以方便协助科室查找。

上级到场

- 与公司主管、经理现场汇报。

清点物品

- 两人以上共同清点患者物品，交科室或保卫科。

记　录

- 客观、详细记录事情经过。

第九节　患者院内失窃应急流程

患者院内失窃应急流程

失窃	·立即通知当班护士、护士长。
报告	·报告主管、经理、保安部，必要时报警。
协助调查	·协助科室查找。
记录	·客观、详细记录事情经过。

第十节　病区发生火灾应急流程

病区发生火灾应急流程

常规培训

- 了解病区消防通道的准确位置。
- 了解疏散患者的消防通道方向。

发现火情

- 呼叫医务人员并上报主管或经理。
- 评估火情，小火情及时扑灭，大火情立即协助处理。

协助护士

- 听从医务人员安排，有秩序协助疏散患者。
- 协助护士先疏散轻症患者，后转移重症患者。
- 禁止乘坐电梯。

清点登记

- 协助护士清点患者人数并做好记录。

第十一节 急诊院前急救流程

急诊院前急救流程

启 动

- 接到120指挥中心急救电话，核实信息。
- 相关人员4分钟内集合完毕，出车（医生、护士、输送员、司机）。
- 输送员协助医生护士携带并核实急救物品,上救护车。
- 司机检查车况，核实出车地址，规划最优路线，启动救护车。

到达接车点

- 医生与接车人员进行沟通和简短评估，确定所需携带的急救物品。
- 输送员合理放置和携带所需急救物品及仪器。
- 与接车人员一起赶赴现场。

现场急救

- 医生护士根据病情进行合理评估救治。
- 输送员根据医护指示协助医疗救治，注意现场安全。

转运救护车

- 现场救治完毕，医生决定转运患者回医院。
- 输送员正确使用合适输送工具,并通知司机做好准备。
- 转运患者回救护车。

到达医院

- 携带必要的急救设备，将患者从救护车转运到院内急诊科。
- 整理物品，救护车内急救物品归位。

待 命

- 协助补充出车用物。
- 输送员返回急诊待命。

第七章
应急处置预案

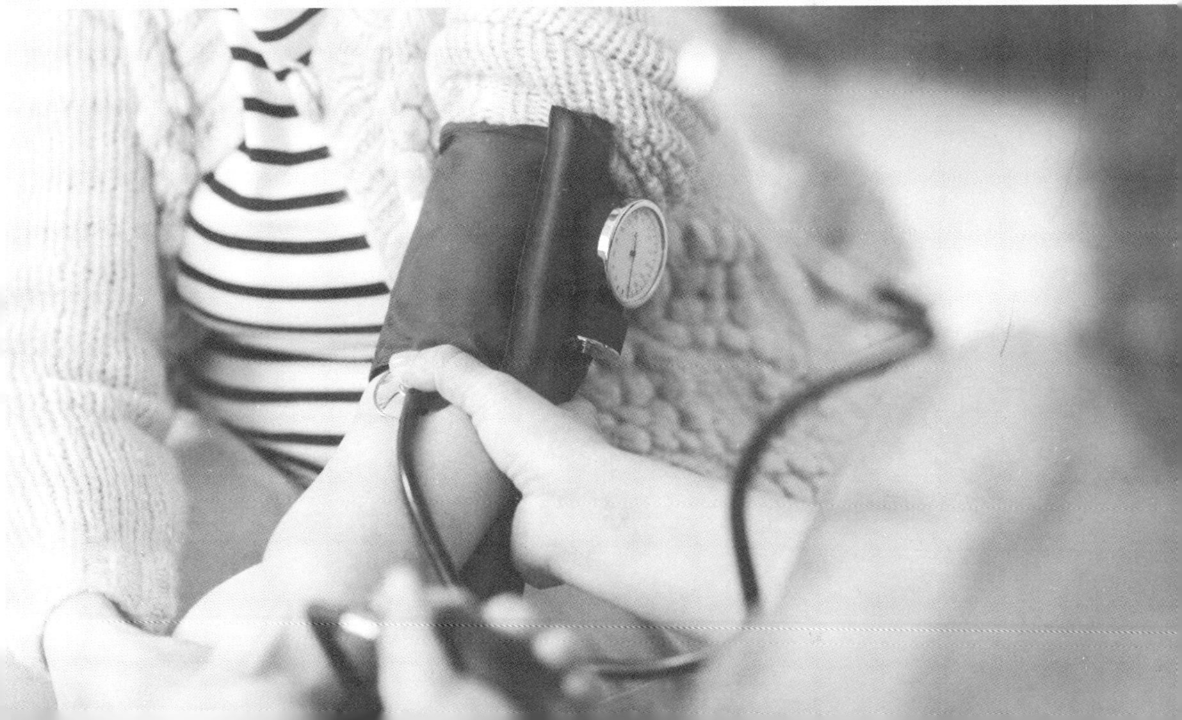

第一节 临床医疗输送服务项目应急处置预案

为了能在应对重大灾难事故等医疗抢救过程中，或在日常运行中发生意外事故等情况下发挥应有的医疗输送保障作用，根据医疗输送工作特点，制定《医疗输送服务应急处置预案》。

一、适用范围

本方案在接到医院应对突发性公共卫生事件的通知、院内进行重大医疗抢救任务及日常运行过程中遇到特殊或意外事件等情况时紧急启用。

二、组织与分工

接到重大灾难事故、重大传染病疫情、生化恐怖袭击事件及遇到其他重大医疗抢救需要、日常运行过程中遇到特殊或意外事件输送服务时，监管科负责人、输送项目经理应立即担当起现场组织的责任，项目办公室提供相应的防护物品、工具等后勤保障，中心调度迅速调集得力员工，分派执行上级下达的各项输送任务。

执行实施：当遇到火灾等重大灾难事故，需要疏散患者时，公司项目应在医院统一部署下，充当患者转送排头兵的作用，并在火灾不能使用电梯的情况下，采取特殊的方式往指定的安全地点转送患者。

三、任务类别和处理时限

（一）需短时间迅速反应的紧急任务

遇下列情况，负责人或调度应指定人员立即启程或 5~10 分钟之内在上级指定的院内位置集结待命。

1. 接到医院下达的重大灾难事故、重大传染病疫情和其他重大抢救、高级干部会诊的医疗输送任务时。

2. 从其他正常渠道获得有关突发公共卫生事件信息时，应急队伍要在半小时之内，进入应急处置的待发状态。

3. 接到医院行政职能处室，或医院值班室下达的紧急医疗输送或抢救任务时。

4. 支援应急特殊保健任务的救护车出车。

（二）需优先处置的紧急任务

遇下列情况，组织者或调度员应优先调派员工或指定专人，在院方要求的服务时效之内落实执行。

1. 应急标本、急诊检查、抢救药品、急消毒包等，优先处置。

2. 优先处置为应对重大灾难事故，重大传染病疫情、生化恐怖袭击及院内重大医疗抢救时期时所需的非紧急物（药）品运送，如社会各界捐赠物（药）品、慰问品等。

3. 医院所布置安排或随机下达的突击性任务。

四、后援保障

1. 在医院规定的应急保障期内，非行政上班时间担任值班的应急处置负责人、组织者或指定人员处于待命状态，必须在限定的区域内活动，并 24 小时开启通讯工具。

2. 用于应急处置的物资、工具及个人防护用品，专物专用的储备要做明确的标识。

五、特殊或意外事故处理指引

输送队员应严格按各岗位作业规程操作，避免安全或其他事故的发生。如出现意外问题，则按以下指引处置：

1. 履行首问（接）负责制，当接到病区投诉或内部反馈时，调度或主管应立即在 5~10 分钟内到达事发现场处理并采取相应补救措施。

2. 因操作失当或输送工具故障或其他原因，以致摔（碰）伤患者等事故，造成身体损伤等问题的，应视患者受伤程度立即做出应急处理：

（1）伤势或病情严重的，输送员应向就近医疗科室的医护人员请求帮助解决，同时联络调度或患者所在科室，报告情况并请示处理意见。

（2）属于外部轻伤的，一边将患者送回原病房处理，一边向项目主管报告。

（3）经医疗检查证实因操作失误给患者造成身体严重伤害，属于事故等级的，按不良事件逐级向医院报告。

3. 发生标本倾泻或打烂标本容器时，必须与原病区护士长及项目主管如实报告，并在护士长的指引下做相应补救工作，同时按照标本倾泻流程处理。

4. 当带检患者发生输液针头意外脱出、回血、针刺部位肿胀或溶液不滴，氧气袋气体不足等情况时，应视情况迅速做出应急处理：

（1）向就近的医疗科室或技诊科室的医护人员请求帮助解决。

（2）视情况决定是否联络调度或患者所在科室，报告情况。

（3）严禁输送员自行调节输液滴速，充氧气袋等行为。

5. 接到所带检患者走失，或已做完检查 2 小时仍未回到病区，以及其他不明去向等情况时，导检输送员应在 15 分钟之内报告项目主管。

6. 所输送的药物破损或数量有差异时，药物输送队员第一时间应保持现场状态，并在原地向该科负责人及找相关部门人员到事发地现场勘查，鉴别或清点，直至找出问题的原因；如当班（或当日）一时查不出结果的，应采取措施将有关药物暂时作封存处理，并在 20 分钟之内向项目主管汇报。

7. 因输送过程发生意外情况，与患者或家属之间发生纠纷的，当事员工严禁与患者或患者家属顶撞争吵，应首先做好保护物证，留住证人等，并在 10 分钟之内报告患者所在科室和项目主管前往处理。

六、奖励与处罚

对在应付突发、重大灾难事故中执行医疗输送任务做出成绩的班组和个人，将同时呈报医院及公司予以表彰和奖励；对在处理突发和重大事故中执行医疗输送任务失职的班组及个人，根据造成的损失或不作为的程度，严格追究当事员工责任及主管的领导责任，并按有关规定呈报医院及公司处理。

第二节　医疗输送服务不良事件管理制度

为预防医疗输送服务不良事件的发生，加强对临床医疗输送服务不良事件的管理，保证临床医疗输送服务安全，整体提高临床医疗输送服务质量，现参照医院医疗安全（不良）事件报告制度与流程，结合医疗输送特点，特制定临床医疗输送服务不良事件管理规定。

一、分类

按不良事件发生的性质和后果程度，临床医疗输送服务不良事件分为Ⅰ级、Ⅱ级、Ⅲ级、Ⅳ级

Ⅰ级事件（事故）：在临床医疗输送服务过程中，因员工严重违反规章制度或操作规程而导致患者出现永久性功能丧失或非预期死亡，给医院造成重大损失，影响非常恶劣。

Ⅱ级事件（不良后果事件）：在临床医疗输送服务过程中，因员工严重违反规章制度或操作规程而非疾病本身造成的患者机体与功能损害，给医院造成重大损失，影响非常恶劣。

Ⅲ级事件（未造成后果事件）：在临床医疗输送服务过程中，因员工违反规章制度、操作规程或其他意外而引发的错误事实，虽未给患者机体及功能造成任何损害，但对医院造成不良影响。

Ⅳ级事件（隐患事件）：在临床医疗输送服务过程中，可能因员工操作不当、轻微违反规章制度及其他意外而引发的差错或不良行为等，由于及时发现并修正，未给患者及医院造成影响和损失，但存在潜在的隐患。

二、上报及处理

1. 及时上报：根据不良事件性质，逐层向上级汇报：Ⅰ级、Ⅱ级不良事件必须立刻上报监管科负责人；Ⅲ级、Ⅳ级不良事件（24 小时内）上报监管科；

对于知情不报、有意隐瞒事件的作加重处理。

2. 管理人员到场：发生Ⅰ级、Ⅱ级不良事件时，医院监管科室负责人在接到通知后第一时间到达现场；发生Ⅲ级、Ⅳ级不良事件时，主管（经理）接到通知后第一时间到达现场；根据事件性质做出相应处理，迅速了解事件原因，稳定当事人情绪，对事件做出补救和善后处理，最大可能地消除不利影响，挽回损失，留下事发现场有关图片作为调查依据，同时向医院监管科室报告。

3. 调查事情经过：向当事人、旁观证人了解情况，责成当事人书面记录事件经过，判断区分事件性质和责任，填写《不良事件报告表》上报。

4. 处罚：

（1）根据事件级别以合同管理条款为处罚依据。

（2）所服务的公司一周内提交书面整改意见并落实整改措施。

第三节　输送不良事件处理流程

输送不良事件处理流程

发生不良事件

· 输送员留在第一现场，请求他人协助，并电话报告主管。

应急处理

· 主管或经理、医院监管科负责人及时到达现场。
· 根据事件现场、性质做出快速判断处理。
· 留下事发现场有关图片作为调查依据。
· 了解事件原因，稳定当事人情绪，对事件做出补救和善后处理，最大可能地消除不利影响，挽回损失。

上　报

· 视情况向医院逐级报告。

分析总结

· 当事人记录事件经过。
· 填写《不良事件报告表》。
· 总结教训，对事件进行分析整改。
· 跟进整改效果。

第八章
输送外包服务综合考核指标

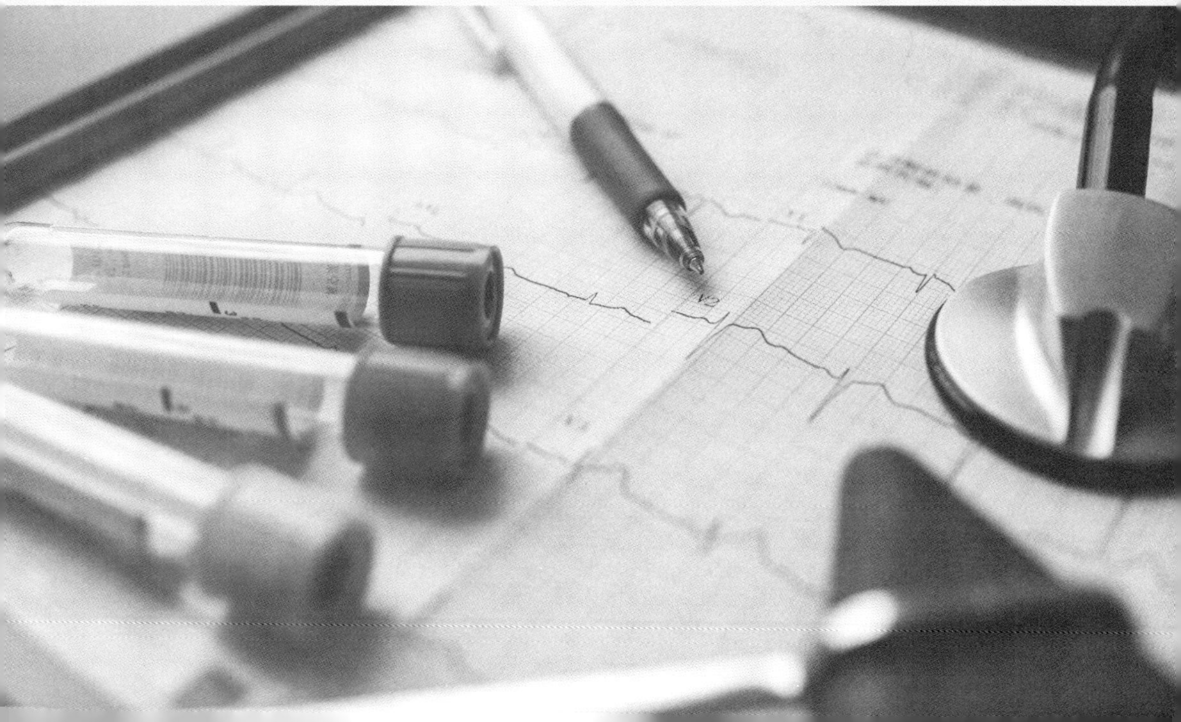

根据医院临床的实际情况及医疗输送的专业特点，运用 SMART 原则确定医疗输送服务综合监督考核的各项指标及权重。医疗输送监督考核包括 5 项一级指标，12 项二级指标，42 条具体内容。内容及权重主要关注于服务质量及服务安全。5 项一级指标及权重分别为：组织管理（15%）、人力资源管理（20%）、质量及安全（50%）、时效管理（5%）和不良事件管理（10%），其中组织管理包含制度管理及运行落实 2 项二级指标；人力资源管理包含人力需求、岗位管理及培训管理等 3 项二级指标；质量及安全包含质量管理、安全管理及满意度管理等 3 项二级指标；时效管理包含调度时效、工作时效 2 项二级指标；不良事件管理包含制度规范及服务投诉 2 项二级指标。具体内容见下表。

检查项目		内容	评分标准	得分	扣分原因
组织管理（15分）	制度管理（5分）	1. 输送工作制度、工作规范及各项操作流程健全，且及时更新完善。 2. 员工掌握输送核心制度。 3. 员工熟悉各岗位、各班组工作流程。	1. 制度缺失，扣 2 分 / 项；未及时修订、更新，扣 1 分 / 项。 2. 员工对核心制度完全不掌握，扣 2 分 / 人；掌握不全，扣 0.5 分 / 人。 3. 员工不熟悉岗位及班组工作流程，扣 1 分 / 人。		
	运行落实（10分）	1. 严格执行医院各项规章制度。 2. 严格执行公司驻医院项目的规章制度。 3. 员工仪表符合规范。 4. 完善并落实月、季、年工作计划及总结；原则上年工作计划完成率 95%。 5. 主管每日每岗位巡查；经理每日抽查及每月访问科室。 6. 熟悉各项工作制度并落实到位。	1. 员工违反医院规章制度，扣 2 分 / 人。 2. 员工违反项目规章制度，扣 2 分 / 人。 3. 仪表不符合规范，扣 0.5 分 / 人。 4. 工作计划完成不达标，扣 2 分。 5. 主管巡查、经理抽查不到位，扣 1 分 / 次。 6. 各项工作制度不掌握或未落实，扣 1 分 / 人。		

续表

检查项目		内 容	评分标准	得分	扣分原因
人力资源管理（20分）	人力需求（10分）	1. 配备足够的人力，满足合同规定的岗位需求。 2. 公司驻医院项目有根据医院实际情况制定的各类人力资源应急预案，且主管及员工知晓。	1. 输送岗位缺编，<3% 扣 1 分，3%~5% 扣 3 分，≥ 5% 扣 5 分。 2. 没有人力资源应急预案，扣 5 分；预案可行性不强，扣 2 分；员工对人力资源应急预案完全不知晓，扣 1 分 / 人；掌握不全，扣 0.5 分 / 人。		
	岗位管理（5分）	1. 项目有健全的岗位职责、绩效考核资料并及时更新。 2. 能按要求实施员工绩效考核，绩效考核与员工奖金挂钩。 3. 经理、主管及普通员工熟悉本岗位职责、绩效考核方案。	1. 岗位职责、绩效考核资料缺失，扣 3 分 / 项；未及时修订、更新，扣 0.5 分 / 项。 2. 绩效考核扣分与加分无依据，扣 1 分 / 项；绩效考核与奖金无挂钩，扣 2 分。 3. 员工不熟悉本人岗位职责及项目绩效考核实施方法，各扣 1 分 / 人。		
	培训管理（5分）	1. 有项目员工培训与考评计划并落实到位。 2. 新上岗员工需参加岗前培训经考核合格后方可正式上岗。 3. 定期组织并落实员工参加医院培训。 4. 对培训效果有评价及跟进。	1. 员工培训缺失扣 4 分；落实不到位，扣 1 分 / 项。 2. 新员工无岗前培训及考核上岗，各扣 1 分 / 人。 3. 员工无故不参加医院培训，扣 0.5 分 / 人。 4. 每次培训结束后，主管未针对培训内容抽查员工落实情况记录，扣 0.5 分。		

续表

检查项目		内 容	评分标准	得分	扣分原因
质量及安全管理（50分）	质量管理（30分）	1. 严格按照岗位职责与工作流程操作。 2. 患者外出检查、治疗或手术时，护士与输送队员共同核对患者信息，做好留痕（书面或电子信息记录）交接。 3. 与技诊部门医务人员及驻守队员沟通顺畅。 4. 接送患者流程规范，接送及时、安全。 5. 标本收送、放置规范，交接记录完善。 6. 药物输送安全、及时、规范，签收记录完整。 7. 机动工作运作顺畅，沟通良好。 8. 设立医疗输送持续质量改进本，实时记录并有效跟进。	1. 违反操作流程，扣1分/项；未完成岗位职责，扣1分/人。 2. 患者外出交接或登记不规范，扣0.5分/项。 3. 无技诊部门或驻守队员交接，扣0.5分/人。 4. 接送患者不及时、存在安全隐患，扣0.5分/人。 5. 标本收送、放置、交接不规范，扣0.5分/项。 6. 药物输送、交接签收不规范，扣0.5分/项。 7. 机动工作无及时完成，扣1分/项。 8. 未设置持续质量改进本，扣5分。 9. 持续质量改进本记录不及时或无跟进记录，扣1分/项。		
	安全管理（10分）	1. 无重大安全事故发生。 2. 无参与任何超职责范围的治疗性、技术性的工作。 3. 工具管理规范，掌握输送工具的使用操作及故障处理，输送工具完好率达100%。	1. 发生Ⅱ级以上不良事件视为重大安全事故，本月考核直接定为不合格。 2. 发生III级安全事故，扣10分/件。 3. 发生IV级安全事故，扣5分/件；做超职责范围的工作，扣2分/件。 4. 工具管理不落实，扣1分；完好率不达标，扣0.5分/件。		

续表

<table>
<tr><th colspan="2">检查项目</th><th>内 容</th><th>评分标准</th><th>得分</th><th>扣分原因</th></tr>
<tr><td>质量及安全管理（50分）</td><td>满意度（10分）</td><td>1. 每季度调查顾客（满意度得分护士长比重20%、护士比重30%，患者比重50%）综合满意度不低于90%。
2. 电话随访满意度不低于90%。</td><td>1. 综合满意度结果为85%~89%，扣1分；
2. 综合满意度结果为80%~84%，扣3分；
3. 综合满意度结果为75%~79%，扣5分。</td><td></td><td></td></tr>
<tr><td rowspan="2">实效管理（5分）</td><td>调查实效（3分）</td><td>1. 调度中心24小时接受任务，实行首问负责制。电话铃响3声内接听。
2. 调度须实时记录输送任务执行情况，跟进并及时反馈相关病区。
3. 调度接受输送服务后5分钟内派工。</td><td>1. 调度未落实首问负责制，扣0.5分/件　电话铃未在规定时间内接听，扣0.5分/件。
2. 调度记录执行任务、跟进与反馈病区不及时，扣1分/件。
3. 调度派工不及时，扣0.5分/件。</td><td></td><td></td></tr>
<tr><td>工作实效（2分）</td><td>1. 紧急输送任务徒手10分钟内、携带工具15分钟内到达任务点。
2. 普通输送任务徒手到达任务起点15分钟之内，携带工具到达任务地点25分钟（受电梯故障或不可抗拒因素延误例外）</td><td>紧急任务或普通任务未在规定时间到达任务点，扣1分/件。（可根据医院具体环境适当增减时间）</td><td></td><td></td></tr>
</table>

续表

<table>
<tr><th colspan="2">检查项目</th><th>内 容</th><th>评分标准</th><th>得分</th><th>扣分原因</th></tr>
<tr><td rowspan="2">不良事件管理（10分）</td><td>制度规范（5分）</td><td>1. 无严重服务缺陷投诉。
2. 输送不良事件报告制度规范，有分析、整改。
3. 员工掌握不良事件管理制度。
4. 公司驻医院项目组重视院方发出的整改通知书，严格按照规定时间及时整改及回复。</td><td>1. 发生严重服务投诉或一般不良事件，扣3分/件。
2. 不良事件记录不规范或无分析、整改，扣2分/件。
3. 员工对不良事件管理制度（投诉处理流程）掌握不全，扣1分/人。
4. 整改通知书未在规定时间整改及回复，扣5分/件。</td><td></td><td></td></tr>
<tr><td>服务投诉（5分）</td><td>1. 接到投诉、或有争议等问题时，30分钟内赶到现场进行调查和初步处理。急事件2小时内，一般事件2天内给予解决或答复。
2. 对投诉处理及时、有效，记录回复率100%；每一例投诉的情况及处理均有记录备案。</td><td>1. 投诉未在规定时间内进行现场调查和解决或答复不及时，扣2分/件。
2. 投诉处理无记录或漏回复投诉方，扣1分/件。
3. 患者有效投诉，扣1分/件。</td><td></td><td></td></tr>
<tr><td>加分项（10分）</td><td>表扬及奖励（10分）</td><td>1. 主动积极有效配合医院开展各项管理。
2. 主动配合医院完成各种政治任务及应急任务。
3. 收到服务部门或患者书面表扬。</td><td>1. 积极配合医院开展工作，加3分。
2. 配合完成政治及应急任务，加5分。
3. 收到书面表扬，累计加3分。</td><td></td><td></td></tr>
<tr><td>总分</td><td></td><td></td><td>监管科室：</td><td></td><td></td></tr>
</table>

第九章 医疗输送从业人员服务行为规范

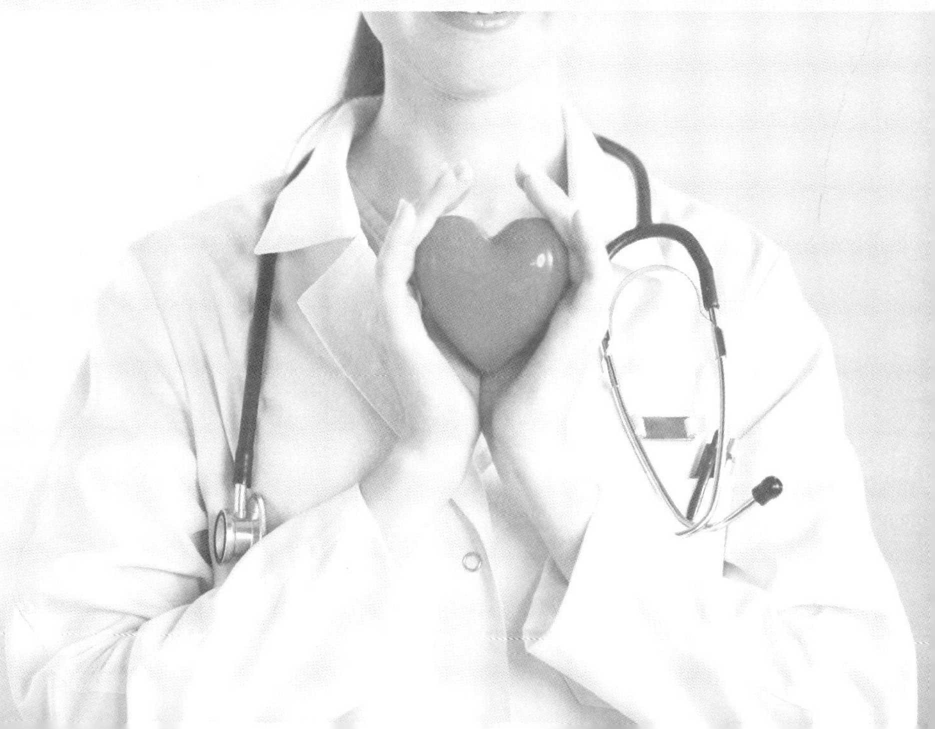

第一节　医疗输送人员工作守则

1. 严格遵守医院及公司的各项规章制度，不得做出有损医院及公司利益的言行和行为，积极维护医院及公司的声誉。

2. 有保密意识，对患者的资料和隐私要严格保密。

3. 恪守职业道德，维护医院信誉，尊重患者，全心全意为患者服务。

4. 遵守社会公德，爱护医院公物，节约用水用电。

5. 上班不迟到、不早退，不旷工，履行岗位职责，能积极做好本职工作及完成上级交代的任务。

6. 洁身自爱，严禁向患者暗示或索要红包、小费及推荐药品、保健品等。

7. 工作认真、责任心强，不得随意离开服务范围。

8. 团结协作，不聚众聊天、不做私事。

9. 严禁在院内吵闹、打架、拉帮结派、聚结赌博。

10. 待人文明礼貌，主动问好，尊重医院和公司领导，团结同事，关心下属，营造良好的工作氛围。

11. 上班期间不得从事与工作无关的私人活动，如上网聊天、看电影、听音乐、打游戏、网购；不得下载、浏览、安装与工作无关的内容，不得利用公司名义群发与工作无关邮件。

12. 严禁操作任何治疗性、技术性工作，如：调输液速度、吸氧、鼻饲、雾化吸入等。

13. 工作中敢于承担责任，不逃避，不推卸，不隐瞒过错，不歪曲事实，不诬陷他人。

14. 发生差错、患者物品丢失、争议或其他异常问题时，须即刻报告现场护士或护士长、公司主管并配合调查。如隐瞒不报按有关规定给予从重处罚。知情不报、包庇违规、差错行为或帮助当事人隐瞒真相，不如实、不及时报告上级的，与当事人一并处罚。绝对不许擅自拿取、窃用、倒卖医院废物（要求提供有关承诺及处罚细则）。

15. 参加会议或培训不得迟到早退，不得无故缺席，会议期间要严格遵守会议纪律，认真听讲、积极发言。

16. 严格遵守操作规程及各项规章制度，防止因服务不当导致患者坠床、烫伤、摔伤等事件发生。

17. 积极参加医院或公司组织的培训和学习，不断学习新知识、新技能；在日常工作中发挥主观能动性，积极探索新理念、新方法。

第二节　医疗输送人员着装礼仪管理规定

一、服装

1. 要求整洁、规范、端庄、得体。

2. 上班时间必须穿整洁工服。不得穿拖鞋、高跟鞋（手术室、ICU、超声科等特殊检查、治疗场合除外）。

3. 所有工作服要按既有样式穿着，不要别出心裁，自己随意搭配甚至“再加工”，也不要任意卷挽袖口、裤腿、敞胸等。

4. 上班统一佩戴工卡。

二、仪容

1. 仪容装饰要美观大方，整洁卫生，修饰得体。面容清爽洁净，男士要及时剃胡须，女士宜淡妆但不可浓妆艳抹，不宜用香味浓烈的香水。

2. 头发长度适中、清洁、梳理整齐，头不能染夸张、妖艳颜色。染发的颜色尽量与黑色接近，反差不要过大。男士不留长发，不理光头。女士留长发者应该束发或盘发。

3. 眼睛：化妆眼线不留多余痕迹，眼影不要过深；眼镜无污迹、无破损，不带墨镜。

4. 鼻子：不让鼻子里的东西（鼻毛、鼻涕）露出来，不用鼻饰。

5. 口腔：无异味，保持口腔清洁，工作期间尽量不食（葱、蒜、韭菜等）有异味食物。

6. 饰物：工作期间不能佩戴夸张怪异的手链、手镯、戒指、脚链，耳环以无坠款色（小耳钉）为宜。临床工作岗位要求不准佩戴饰物的，一律不佩戴。

第三节　医疗输送人员文明礼貌用语

一、在病房查对患者身份时

1.“您好，很高兴认识您！我是负责送您去检查的输送员 XXX，请问（“先生”“同志”“女士”“师傅”“领导”）您叫什么名字？”

2.“请问您有吃过早餐吗？”（如果是需要空腹检查的项目）

3.“检查时可能需要等候一些时间，您需要先上洗手间吗？”

4.“检查部门比较冷，请您多穿衣服。谢谢您的配合！”（根据实际情况而定）

5.“不好意思，请您抓紧时间！因为检查时间到了，请多包涵。”（患者磨蹭时）

二、运送途中

1.等候电梯时：“不好意思，现是高峰期，人比较多，让您等久了，请见谅。”

2.输送途中：

车床：“为了您的安全，麻烦将双手放在胸前，谢谢您的配合。”

轮椅：“请坐好扶稳，双脚放在踏板上。”

3.“请小心车床，请您让一让好吗？”

4.“路途中如果有任何的不舒适，请您立即告诉我。”

三、到达检查部门

1.“请您在此排队等候检查，我的同事会跟进您的检查。”

2.“请您放心，我已经尽力帮您优先安排检查了！”

3.“不好意思，因为我还要去带检其他患者，不能全程陪您做检查。”

4.“轮到您检查时会有医生叫您的名字，检查完后会有人通知我来接您回病房的。如果您有任何需求，可以跟我们这里的驻守队员讲，她会协助。”

5.“这是我科专门设计的留言条，上面有我的电话，以及您今天需要检查的项目，检查结束后我的同事会给我电话，您也可以打电话给我，我会尽快赶过来接您回病房，请您耐心等候！”

6.“谢谢您的配合与支持！”

7.“实在对不起，医院有明文规定，如果不是病情原因，不能随意插队，我帮不了您。”（患者请求插队时）

四、做完检查时

1.“您的检查已完成，有什么不舒服吗？”

2.“您好，真过意不去，让您久等了，我现在送您回病房。”

3.“请您再仔细检查一下，看有没有遗忘什么物品？”

4.“检查能这么快顺利完成，感谢您的配合！”

五、回到病房时

1.“您好！我们安全回到病房了，我扶您上病床休息。”

2.“您好好休息，感谢您对我们工作的配合与支持！”

3.“谢谢您给我们的宝贵建议，我一定会将您的建议反馈给医院，真的非常感谢。”（患者提出建议时）

4.“祝您早日康复！再见！”

参考文献

[1] 卫生部医疗服务监管司 . 卫生部医院评审评价工作文件汇编 [M]. 北京：人民卫生出版社，2012.

[2] 高中理，蒋晓舰，[美] 陈海晓 . 国际服务外包 [M]. 北京：清华大学出版社，2015.

[3] 钱庆文，邹新春 . 医疗质量与患者安全 [M]. 北京：光明日报出版社，2019.

[4] 中华人民共和国劳动法 [Z]. 中华人民共和国主席令第 24 号 . 2018.

[5] 张英 . 医院人力资源管理 [M]. 广州：广东人民出版社，2011.

[6] 鲁超，杨利琦，都鹏飞 . 医院管理制度汇编 [M]. 北京：研究出版社，2017.

[7] 丁玉兰 . JCI 认证中的护理质量管理 [M]. 北京：人民卫生出版社，2018.

[8] 李小寒，尚少梅 . 基础护理学第六版 [M]. 北京：人民卫生出版社，2018.

[9] 张容，贺冬梅，刘聪明，等 . 新形势下医疗输送人力资源管理的实践探讨 [J]. 护理研究，2013，11（27）：3806-3808.

[10] 张容，刘智利，黄惠根 .PDCA 模式在医疗输送不良事件管理中的临床实践 [J]. 护理研究，2013，27（10）：3421-3423.

[11] 张容，贺冬梅 . 医院临床支持系统中药物输送的质量改进 [J]. 护理学杂志，2015，21（30）：53-55.

[12] 张容，黄惠根，肖冬梅，等 . 大型三甲医院医疗输送社会化模式的探讨 [J]. 中国实用护理杂志，2010，26（9）：69-71.

[13] 张容，贺冬梅 . 广东省三级医院护理人力资源配置现状及对策研究 [J]. 中国医院管理，2014，34（8）：76-78.